AF500421

PREMIERS SECOURS

A DONNER

AUX MALADES,

EN ATTENDANT L'ARRIVÉE DU MÉDECIN.

PREMIERS SECOURS

A DONNER

AUX MALADES,

EN ATTENDANT L'ARRIVÉE DU MÉDECIN.

Par M. G. Grandclément,

Docteur en médecine de la Faculté de Paris,
Bachelier ès-sciences.

Consilium ne sperne meum : tibi fausta parantur.
VIRGILE.
Ne dédaignez pas mes conseils : le bonheur vous attend.

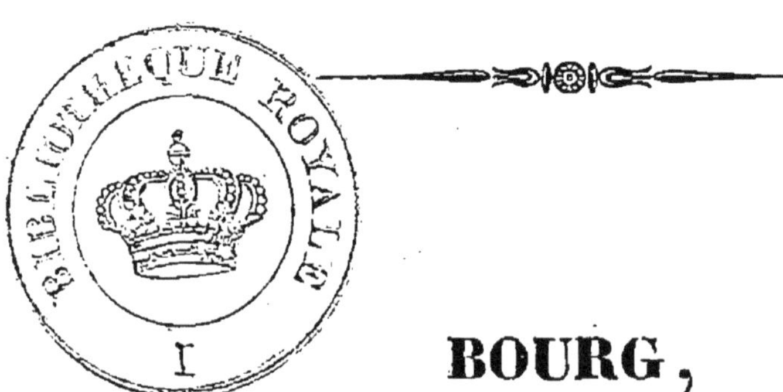

BOURG,
IMPRIMERIE DE FRÉD. DUFOUR.

1842.

PRÉFACE.

Un grand nombre de maladies deviennent graves et quelquefois mortelles par la négligence des personnes qui en sont atteintes, et surtout par la direction vicieuse du traitement préparatoire auquel on soumet les malades, en attendant la visite du médecin.

Tous les hommes de l'art qui ont pratiqué la médecine dans la campagne savent quels funestes effets résultent inévitablement du mauvais régime, et des prescriptions empiriques que des gens, ignorants de bonne foi ou charlatans cupides, conseillent aux malheureux qui viennent réclamer leurs soins. L'erreur aveugle des uns et les spéculations scandaleuses des autres sont un fléau pour l'humanité.

Un jour viendra sans doute où le peuple plus éclairé repoussera avec dédain les annonces fastueuses des charlatans et les soins officieux de gens qui, sans avoir la moindre connaissance des éléments de l'art de guérir, prétendent posséder des panacées universelles. Mais, il faut le dire, ce temps est encore bien loin dans l'avenir, et l'instruction ne se fera jour que lentement et difficilement à travers les préjugés de l'ignorance, d'autant plus enracinés qu'ils remontent à des siècles plus éloignés.

Déjà des hommes d'un mérite supérieur, au rang desquels se place honorablement M. Richerand, ont essayé de saper les fondements de ces erreurs populaires qui exercent une influence si pernicieuse sur la santé des hommes en particulier, et, par une conséquence plus éloignée, sur les mœurs de la société en général. Déjà les législateurs, de concert avec les médecins, ont senti la nécessité rigoureuse de réformer les abus qui se sont glissés dans l'art de guérir; mais les écrits des uns et les lois des autres sur la police médicale, n'exerçant leur action que d'une manière en quelque sorte générale et médiate, n'ont obtenu et n'obtiendront jamais que des résultats partiels et peu satisfaisants.

En effet, les lois dites répressives des abus en médecine sont tombées dans une désuétude complète ; et, s'il s'est rencontré de temps à autre quelques organes du ministère public qui aient poursuivi judiciairement le charlatanisme médical, accusé et convaincu d'homicide, la justice lui a presque toujours accordé un verdict d'acquittement. Depuis quelques années, on parle, il est vrai, d'une loi nouvelle sur la réorganisation médicale ; mais cette loi, élaborée d'abord par l'Académie royale de médecine, approuvée ensuite par tous les médecins qui ont à cœur de rendre à leur noble profession toute sa dignité, est enfouie maintenant dans les cartons du ministère, et, selon toutes les apparences, elle n'en sortira que lorsqu'on aura mis de longues années à la mutiler et à la rendre aussi impuissante que celles qui l'ont précédée.

Quant aux écrits que les médecins ont publiés sur le même sujet, je ne sache pas qu'ils aient produit d'autre résultat que de faire à leurs auteurs une réputation méritée dans le monde littéraire. — Et comment en serait-il autrement? le mal est dans les chaumières, et les écrits restent ensevelis dans les bibliothèques des villes. Ce sont les masses qui se laissent prendre aux amorces de l'industrialisme médical, et les masses ne savent pas lire.

Il faut faire entendre aux oreilles du peuple des paroles plus intelligibles, une voix qui lui soit plus connue et à laquelle il accorde plus d'autorité ; il faut que cette voix l'accompagne constamment et lui donne toujours et partout des avis éclairés et salutaires ; il faut que cette voix, pour être efficace, apporte dans ces conseils pratiques de la bienveillance et du désintéressement ; or, cette voix, ce ne sera point celle du médecin, dont les rapports avec le peuple ne sont pas assez multipliés ; ni celle du législateur, dont les prescriptions sur cette matière seront toujours frappées d'impuissance par l'impossibilité d'atteindre les coupables.

Ce sera celle des habitants notables des villages : indépendants par leur fortune et leur position sociale, supérieurs à ceux qui les entourent par les lumières qu'ils ont puisées dans une bonne éducation, ils leur commanderont, avec le respect, la condescendance aux avis qu'ils leur donneront.

Ce sera celle aussi des membres du clergé qui, par leur ministère, sont incessamment en contact avec les gens de la campagne, exercent sur eux un grand ascendant moral et ont mission de les diriger vers le vrai et le bien. Leur parole aura d'autant plus d'autorité qu'elle est plus imposante dans les enseignements d'un ordre supérieur.

Enfin, il appartient encore, dans le département de l'Ain, aux sages-femmes sorties de l'Ecole de Bourg de coopérer à cette œuvre toute d'humanité. Pour se rendre dignes de la confiance des malades et de celle des médecins, il leur reste peu de chose à ajouter à l'instruction qu'elles doivent aux leçons de leur savant professeur, M. Pacoud. J'ajouterai que les bons résultats qu'a produits cette institution populaire font vivement désirer qu'il se rencontre, dans les autres départements, des médecins, hommes de bien et de mérite, qui suivent l'exemple de leur confrère de Bourg.

Je n'oublierai pas les sœurs de St-Joseph dans l'énumération des personnes qui peuvent concourir au but que je me propose. Déjà répandues dans un très-grand nombre de localités, elles portent partout une instruction solide, une piété douce, un zèle touchant à donner des secours aux malades; simples et dévouées, elles commandent la confiance par l'affection qu'elles inspirent.

Tous les hommes éclairés, témoins des erreurs hygiéniques qui se commettent tous les jours sous leurs yeux, témoins aussi des manœuvres à l'aide desquelles le charlatanisme exploite tout à la fois la bourse et la santé de ses nombreux clients, déplorent l'ignorance du peuple et flétrissent avec indignation la conduite des prétendus guérisseurs. Tous voudraient pouvoir apporter un remède à tant de maux et une fin à tant de scandales ; mais, étrangers qu'ils sont aux connaissances les plus élémentaires de la médecine, ils ne peuvent opposer la vérité au mensonge, le remède bienfaisant au poison qui donne la mort. Et cependant, je le répète, eux seuls, par leur influence personnelle ou par celle qu'ils doivent au ministère dont ils sont revêtus, auraient assez d'empire pour prémunir le peuple contre ses propres erreurs et éloigner de ses lèvres la coupe empoisonnée qu'on lui vend au prix de son or et de sa santé.

Pour arriver à ce but, il existe un moyen simple, facile, et dont la réussite me paraît assurée, s'il est mis à exécution avec persévérance. Voici, en peu de mots, en quoi consiste ce moyen : faire un appel à l'humanité des hommes éclairés qui habitent la campagne, les initier aux connaissances les plus élémentaires de l'art de guérir, leur apprendre en langage intelligible les principes pratiques de l'hygiène du peuple, enfin les mettre à même d'opposer aux maladies, dès leur invasion, des moyens curatifs rationnels, en attendant la visite du médecin.

Certes, je n'ai pas l'intention d'écrire un livre de médecine populaire; je pense avec M. Richerand que les *Avis au peuple sur sa santé, ouvrages rédigés pour l'ignorance par la médiocrité*, *ont coûté la vie à plus d'hommes que la guerre la plus meurtrière*, et cela parce qu'ils ne renferment que des idées incomplètes, toujours dangereuses dans une science dont l'application demande beaucoup d'expérience et de longues études. Je veux seulement signaler les dangers du traitement préparatoire qu'on fait subir aux malades avant l'arrivée du médecin; il n'appartient qu'à ce dernier d'administrer les remèdes.

Je diviserai mon travail en trois parties : dans la première, j'indiquerai les secours qu'il faut donner aux malades *en général*. — Dans la seconde, je parlerai de quelques maladies dont la violence et la gravité sont telles qu'il serait imprudent d'attendre l'arrivée d'un médecin, quelquefois fort éloigné, pour administrer des remèdes prompts et énergiques. Je décrirai ces maladies et j'indiquerai les remèdes. — Enfin, dans la troisième, je ferai une énumération succincte et rapide des erreurs et préjugés du vulgaire sur l'art de guérir, et des formes diverses dont se revêtent les industriels en médecine, pour tromper les malheureux dont ils captent la confiance.

Puissent mes faibles efforts apporter quelque amélioration dans les classes pauvres et souffrantes! Puissent les hommes éclairés auxquels je m'adresse accueillir ce travail avec indulgence en faveur du motif louable qui me l'a fait entreprendre!

PREMIERS SECOURS

A DONNER

AUX MALADES.

Ire PARTIE.

CHAPITRE Ier.

CONSIDÉRATIONS PRÉLIMINAIRES.

—

Avant d'entrer en matière, je crois devoir, pour me rendre intelligible dans la suite de cet ouvrage, exposer quelques notions simples et générales sur les causes des maladies et sur leur division en *aiguës* et *chroniques*. Ici, je sens le besoin d'être court et de n'aborder que très-superficiellement ces questions qui appartiennent au domaine de la médecine proprement dite.

Tous les organes qui entrent dans la composition du corps humain sont chargés de remplir certaines fonctions : c'est ainsi qu'à la bouche appartient la mastication des aliments, à l'estomac la digestion, au foie la sécrétion de la bile, aux reins celle de l'urine, à la peau celle de la sueur, etc. La vie résulte de l'ensemble de ces fonctions.

L'homme jouit d'une bonne santé lorsque ces fonctions s'exercent et s'enchaînent avec ordre et régularité ; il est malade au contraire toutes les fois qu'elles sont altérées et ne s'exercent que d'une manière désordonnée et irrégulière ; enfin, si toutes ces fonctions cessent, il meurt.

La maladie n'est donc autre chose qu'un trouble apporté dans les fonctions.

Tous les corps dont l'homme est entouré, quelle que soit d'ailleurs leur nature, peuvent, dans de certaines conditions, apporter une perturbation quelconque dans l'exercice des fonctions et donner lieu à des maladies plus ou moins graves, suivant que l'action de ces corps aura été plus ou moins forte, suivant aussi que l'organisation leur aura opposé plus ou moins de résistance.

Sont aussi des causes de maladies les éléments moraux et matériels qui constituent l'homme : ses passions, ses travaux intellectuels, ses sensations, ses plaisirs, ses peines, l'air qu'il a respiré, les aliments dont il s'est nourri.

Hors de nous et en nous, tout ce qui existe peut donc être pour nous cause de maladie.

Une même cause peut produire des maladies différentes ; prenons pour exemple ce qu'on appelle vulgairement *chaud et froid*, c'est-à-dire la transition subite d'un état de chaleur à un état de refroidissement; cette cause produira une inflammation de la poitrine chez l'un, une irritation de l'estomac et des intestins chez un autre, des douleurs rhumatismales chez un troisième, etc. Cette différence dans les effets d'une même cause tient à ce que les mêmes organes ne sont pas également bons et dans leur état normal chez tous les hommes. Ainsi, pour ne pas sortir de l'exemple que j'ai cité, le premier malade a été atteint d'une *pneumonie*, parce qu'il avait la poitrine prédisposée; le second, d'une *gastro-entérite*, parce qu'il avait des tendances aux maladies de l'estomac et des intestins; enfin, le troisième a été pris de rhumatisme, parce que son organisation était préparée à cette affection. Il faut en conclure que le peuple se trompe lorsqu'il dit que la même cause morbifique doit toujours produire le même effet, et que, dans le choix du traitement, il faut prendre en considération non la nature de la maladie, mais la nature de la cause qui l'a produite.

Quel que soit le mode d'action des causes morbifiques, quels que soient les tissus sur lesquels elles agissent, intérieurs ou extérieurs, on peut, dans un grand nombre de cas, noter les symptômes suivants comme faisant essentiellement partie des modifications que ces causes suscitent dans l'économie animale :

1° Rougeur, chaleur, douleur et tuméfaction dans l'organe affecté ;

2° Accélération du pouls, chaleur de la peau, surexcitation générale. Ces derniers phénomènes sont subordonnés à l'intensité des premiers.

Tous ces symptômes dénotent une inflammation, un échauffement ; et, en effet, la plupart des maladies dont nous sommes atteints sont des maladies inflammatoires. J'insiste sur ce point parce que je le crois capital et incontestable ; en second lieu, parce que j'en tirerai plus tard des conséquences très-importantes pour ce qui regarde le régime auquel il faut soumettre les malades.

Il est encore d'autres maladies que les médecins appellent *nerveuses*, *atoniques*, etc. Mais elles rentrent toutes dans la division suivante, et cela me suffit pour le plan que je me suis tracé.

Les maladies sont *aiguës* ou *chroniques*. Comme il existe des différences notables dans le traitement qu'elles réclament, suivant qu'elles appartiennent à la première ou à la seconde classe, je m'attacherai à faire ressortir les caractères qui distinguent les unes des autres.

Les maladies aiguës sont généralement produites par des causes extérieures, instantanées ou passagères, telles que chutes, contusions, écarts de régime, changements de température, excès de travail, usage immodéré de boissons alcooliques. Les maladies chroniques reconnaissent souvent pour causes des affections aiguës qui n'ont pas été radicalement guéries, ou des affections morales tristes dont l'action lente affaiblit l'économie, lui imprime des modifications particulières, et détermine, après un temps plus ou moins long, des altérations organiques presque toujours rebelles à toutes les ressources de l'art.

Les maladies aiguës attaquent en général les hommes forts, robustes et sanguins; les maladies chroniques attaquent de préférence ceux dont la constitution est frêle de sa nature ou affaiblie par des excès antérieurs. L'explosion des premières est brusque, inattendue; les autres arrivent à pas lents, et souvent elles ont déjà fait des progrès effrayants avant qu'on se soit douté de leur existence. Les maladies aiguës sont généralement inflammatoires: leur marche est rapide, leur durée ne va guère au-delà de quelques semaines; les maladies chroniques sont plutôt nerveuses et lymphatiques: leur marche est lente et insidieuse, leur durée longue et indéterminée. Les symptômes qui accompagnent les premières sont ordinairement remarquables par leur intensité, et il est facile de déterminer la nature de la maladie qu'ils représentent; les symptômes des affections chroniques sont au contraire vagues, incertains, irréguliers, et l'œil du médecin le plus expérimenté ne parvient pas toujours à définir la nature de ces maladies.

Il résulte de ce qui précède 1° que la nature des maladies est généralement inflammatoire; 2° que leur division en *aiguës* et *chroniques* est fondée sur des caractères distinctifs tellement tranchés que l'homme le moins exercé peut facilement les apprécier.

CHAPITRE II.

DU REPOS DANS LES MALADIES AIGUËS.

La plupart des maladies sont annoncées par des symptômes précurseurs qui nous avertissent de leur approche, nous indiquent souvent leur nature, et nous signalent presque toujours les dangers que nous allons courir. C'est ce que les médecins appellent la *période d'incubation.*

Dans l'immense majorité des cas, ces symptômes sont les suivants : tête lourde, chargée, parfois douloureuse, surtout à la partie sus-orbitaire ou frontale ; yeux fatigués, supportant avec peine les rayons d'une lumière trop vive, remplis souvent de larmes involontaires ; peu ou point d'appétit ; nausées, maux de cœur et envies de vomir ; bouche amère et pâteuse ; langue épaisse et cou-

2.

verte d'un enduit jaunâtre ; ardeurs plus ou moins vives dans l'arrière-bouche, quelquefois difficulté dans la déglutition ; ventre dur et ballonné ; borborygmes ou gargouillements ; diarrhée ou selles rares et difficiles ; urines claires et limpides dans certaines affections, rougeâtres dans d'autres maladies, et laissant déposer au fond du vase un sédiment épais et briqueté ; frissons parcourant tout le corps, quelquefois se bornant à la plante des pieds ; chaleur âcre et sèche, rarement moiteur à la peau ; douleurs fugaces et erratiques dans tous les membres, dans les articulations, principalement dans celles des genoux et des épaules ; faiblesse générale, abattement moral, découragement.

Sans doute, il est peu de maladies qui se présentent avec tout cet ensemble de symptômes précurseurs ; en effet, les uns sont propres à l'irritation des intestins, d'autres aux fièvres éruptives, telles que la petite vérole, la rougeole, la scarlatine ; d'autres aux maladies aiguës de la tête, etc. Mais il suffit de noter la présence de quelques-uns d'entr'eux pour nous persuader que nous sommes menacés d'une affection plus ou moins sérieuse, et la nature, en poussant ce premier cri d'alarme, nous montre le danger, afin que nous la secondions dans les efforts qu'elle va faire pour nous en délivrer.

C'est spécialement dans cette période d'incubation qu'une application sage et prudente des principes de l'hygiène doit exercer une heureuse influence sur la marche des maladies, soit qu'elle les arrête dès leur début, soit qu'elle en diminue l'intensité pendant leur cours.

Parmi les remèdes hygiéniques, le repos est un des premiers et des plus efficaces. Éminemment réparateur, il rend des forces à l'intelligence fatiguée par de profondes méditations, aux organes affaiblis par de longs exercices, à l'économie tout entière affaissée sous le poids d'une maladie envahissante. Sous son influence, le courage renaît, les fonctions nutritives s'exercent avec plus d'activité, et les facultés morales et physiques de l'homme, retrempées dans une inaction salutaire, opposent plus de résistance aux agents morbifiques.

C'est là une vérité incontestable aux yeux de tout homme ayant un peu de bon sens naturel. Comment se fait-il que tant de gens, surtout à la campagne, méconnaissent cette vérité au point d'adopter une ligne de conduite diamétralement opposée à celle que nous trace l'hygiène?*

A peine ont-ils ressenti les premières atteintes du mal, qu'ils se disposent à le repousser par les moyens les plus propres à en favoriser les progrès. Une lutte s'établit entr'eux et le principe morbifique, lutte souvent mortelle dans laquelle le malade, trompé par l'espoir de vaincre la maladie, épuise ses forces et la rend plus intense et plus dangereuse. Ses membres fatigués réclament un repos bienfaisant; il redouble d'ardeur et d'activité pour les exercer aux travaux les plus pénibles des champs. Son estomac, chargé de saburres ou en proie à une inflammation aiguë, témoigne, par les vomissements, sa répugnance pour toute espèce de nourriture; il se gorge alors des aliments les plus indigestes. Tourmenté d'une soif intense, au lieu de l'étancher avec des boissons aqueuses, il a recours aux vins les plus alcooliques, les plus échauffants. Heureux encore quand les habitudes des camps ne lui ont pas appris à se brûler le corps avec un mélange de poudre et d'eau-de-vie!

* L'hygiène a pour but principal la conservation de la santé, et pour but accessoire la guérison des maladies. Pour y parvenir, elle enseigne à éviter les choses nuisibles et à faire un bon usage des choses utiles.

Cependant, à l'aide de toutes ces imprudences, la maladie a fait de rapides progrès, et le malade, sans force et sans courage, n'ayant plus d'autre perspective qu'une mort prochaine, fait appeler le médecin en désespoir de cause.... J'ajouterai en passant que, bien souvent, malade, parents et amis sont bien déterminés d'avance à ne suivre que la moitié des conseils de ce dernier, et à faire au moins la moitié des choses qu'il aura défendues. Triste spectacle pour l'homme de l'art, qui le réduit à remplir consciencieusement les devoirs que lui impose sa profession, et à gémir sur des erreurs qui font tant de victimes!

Hippocrate, de tous les médecins celui qui a su trouver le plus de ressources curatives dans l'hygiène, avait bien senti toute l'importance du repos dans les maladies aiguës; aussi défendait-il sévèrement l'exercice dans toutes les affections de cette nature. « On ne peut mettre en doute, dit un des auteurs du *Dictionnaire des sciences médicales*, que l'exercice ne soit extrêmement nuisible dans les maladies inflammatoires; il ne peut avoir pour but que d'en redoubler la violence, en donnant à la circulation du sang une activité beaucoup plus considérable, dans un moment surtout où l'on doit la ralentir par toutes sortes de moyens. Le repos le plus parfait est évidemment ce qu'il y a de plus convenable pour atteindre ce but. »

On ne saurait donc répéter trop souvent aux habitants des campagnes que le repos, dans toutes les périodes des maladies, est un moyen précieux qu'on ne doit jamais négliger, parce qu'il sert quelquefois à les prévenir, et toujours à en atténuer la violence et la gravité.

CHAPITRE III.

DE L'EXERCICE DANS LES MALADIES CHRONIQUES *.

Si le repos est utile dans les maladies aiguës, il n'en est pas de même dans les affections chroniques. Ici, le sang ne circule que lentement et avec peine dans ses canaux artériels et veineux; la lymphe reste stagnante dans ses vaisseaux; la sècrétion de la peau est généralement nulle, si ce

* Dans cette première partie, j'ai donné quelques conseils sur les moyens hygiéniques les plus propres à combattre les maladies *chroniques*, et, en cela, je me suis peut-être écarté du plan que je m'étais tracé. J'ai cru devoir en agir ainsi, parce que je sais par expérience que les malheureux qui sont atteints de ces affections font rarement appeler le médecin, et ne demandent leur guérison qu'à leurs préjugés, à des remèdes empiriques et aux charlatans. Je ne regretterai pas cette digression, si l'on y trouve quelques idées utiles.

n'est dans les paroxismes de la maladie; l'appareil digestif remplit mal ses fonctions; l'âme, attristée par de longues souffrances, inaccessible à la joie, ne se nourrit plus que de sentiments sombres et mélancoliques.

Ce dernier symptôme domine tous les autres par son importance; en effet, on peut souvent le considérer comme cause principale et première de la maladie : qui ne connaît l'influence funeste que les affections morales tristes exercent sur l'économie animale? Souvent aussi on peut le regarder comme la maladie elle-même : qu'est-ce, en effet, dans la plupart des cas, que le spleen des Anglais, la nostalgie, la mélancolie, l'hypocondrie, si ce n'est une altération profonde des facultés sensitives de l'âme?

Un exercice modéré et qui n'aille pas jusqu'à la fatigue est un très-bon moyen de donner plus d'énergie à la circulation sanguine et lymphatique; de ramener la peau et les organes de la digestion à leur état normal; de consumer, dans l'homme, une activité qui serait superflue dans l'inaction, et de rendre l'âme à cet état de calme et de bien-être, qui est nécessaire à la conservation ou au retour de la santé.

Les médecins sont bien pénétrés de cette vérité,

lorsqu'ils envoient leurs malades prendre les eaux dans des pays lointains, ou respirer un autre air sous des climats plus doux. Sans doute, ils croient aux vertus salutaires des eaux médicinales et à l'heureuse influence que doit exercer une atmosphère pure et chaude sur une poitrine délabrée; mais ils croient aussi à l'efficacité des voyages, et ils attribuent en grande partie à ce dernier moyen les nombreuses guérisons qu'ils obtiennent. J'ai lu quelque part qu'un médecin, ayant été appelé à donner des soins à une jeune fille chlorotique, lui conseilla de se rendre à pied, matin et soir, à une fontaine éloignée d'une lieue de son habitation, et d'y boire un verre d'eau chaque fois. Deux mois après, la jeune malade était radicalement guérie.

Parmi les maladies chroniques, il en est qui reconnaissent pour cause des ennuis profonds, des revers de fortune, des ambitions déçues, etc. Aux personnes atteintes de ces affections, conseillez les voyages de long cours et les exercices les plus variés. S'il existe pour elles un moyen de guérison, on le trouvera sans doute dans les distractions sans nombre que font naître la vue de sites variés, celle des grandes villes avec leurs monuments, celle enfin des différents peuples avec la diversité de leurs mœurs et de leurs usages.

Il en est d'autres qui sont la suite des maladies aiguës dont la cure n'a pas été radicale, ou qui sont dues à un germe héréditaire, à une constitution frêle et délicate qui devient souffrante sous l'influence de l'intempérie et des saisons.... Un exercice modéré, des promenades en plein air, les plaisirs et les distractions de la société seront un puissant secours contre ces altérations organiques. S'il en est quelques-unes qui soient incurables, il n'en est point qui ne puissent être modifiées d'une manière très-avantageuse par l'usage de ces moyens.

Les saisons les plus favorables de l'année pour l'exercice et la promenade sont le printemps, l'été et une partie de l'automne. Lorsqu'il se rencontre en hiver quelques-uns de ces beaux jours où le froid est sec, le soleil rayonnant, le ciel pur et sans nuage, les malades atteints de rhumatismes, de douleurs nerveuses, de gastro-entérites chroniques, se livreront avec avantage à des exercices même violents, tels que la chasse, l'équitation et les promenades en traîneau. Un notaire de l'arrondissement de Belley était atteint, depuis plusieurs années, d'un rhumatisme qui l'avait courbaturé, et qui s'était montré rebelle à toutes les ressources de l'art. En désespoir de cause, il se livra avec une espèce de fureur aux exercices les plus violents : c'est ainsi que, pendant tout un hiver, il servit de manœuvre à des maçons qu'il employait à construire une maison. Au printemps, il ne lui restait de son affection que le souvenir des souffrances qu'elle lui avait fait éprouver, et, depuis, la guérison s'est soutenue.

Les heures de la journée qui conviennent le mieux aux promenades et aux exercices gymnastiques sont celles qui précèdent et qui suivent le dîner ou le repas de midi, en ayant soin, toutefois, de prendre une heure de repos pour faire la digestion. Quelques personnes pensent qu'on peut prendre de l'exercice immédiatement après le repas. Leur opinion est fausse, le concours de tous les organes étant nécessaire à la digestion. Aussi, tous les peuples méridionaux consacrent-ils une heure au sommeil lorsqu'ils sortent de table. La pratique contraire pourrait peut-être, sans inconvénient, être adoptée par les hommes du nord, dont les forces digestives sont bien supérieures aux nôtres, et qui vivent sous des climats dont le froid rigoureux ne peut être paralysé que par de grands exercices.

On conçoit très-bien qu'il m'est impossible d'entrer ici dans de longs développements sur l'exercice considéré comme remède dans le traitement des maladies chroniques ; j'ai dû me borner à faire sentir toute l'importance de ce moyen, laissant aux médecins le soin de le varier suivant la nature et la gravité des maladies qu'ils ont à traiter.

CHAPITRE IV.

DES ALIMENTS DANS LES MALADIES AIGUËS.

Lorsqu'on veut puiser à la source première des saines doctrines médicales, il faut toujours remonter jusqu'à Hippocrate. Ce grand homme pensait avec raison que l'art de diriger le régime des malades constitue à lui seul presque toute la médecine ; et les nombreux succès qu'il obtint dans sa pratique prouvèrent que son génie d'observation avait découvert la vérité. « J'appelle régime, dit à son tour Galien, non seulement ce qui regarde le boire et le manger, mais encore le repos, l'exercice, les bains, l'usage des divers plaisirs, le sommeil, les veilles, enfin, tout ce qui concerne le corps humain. La manière de bien diriger les malades dans l'usage de ces six articles est sans contredit la base fondamentale du traitement de toutes les maladies, tant aiguës que chroniques. »

J'ai dit en peu de mots quelle pouvait être l'influence du repos et de l'exercice sur les affections aiguës et chroniques ; je vais parler maintenant des aliments considérés comme moyen de prévenir ou de combattre les maladies aiguës.

Il est des maladies promptes, violentes, qui parviennent en peu d'instants à leur plus haut degré d'intensité ; les sujets qui en sont atteints jouissaient, peu d'heures auparavant, de toutes leurs forces physiques et de la plénitude de leurs facultés intellectuelles ; robustes et vigoureux, doués généralement d'un tempérament sanguin, ils s'étaient livrés avec impunité à toutes sortes d'excès ; et si, à de rares intervalles, des maladies avaient interrompu le cours de leur santé florissante, ces maladies, quoique accompagnées de symptômes alarmants, avaient disparu bientôt, et une convalescence courte et heureuse leur avait procuré une guérison prompte et complète. Tout à coup, leurs forces tombent dans la prostration ; la tête est prise de vives douleurs ; le délire survient ; la respiration devient haletante ; le pouls, plein et dur, quelquefois déprimé, presque toujours fréquent et rapide ; les fonctions de quelques organes sont suspendues, ou s'exercent avec une énergie fébrile....

Un seul de tous ces symptômes serait suffisant pour faire reconnaître une maladie grave et dangereuse. Que doivent faire alors les personnes qui entourent le malade? premièrement, le mettre au repos, ainsi que je l'ai déjà conseillé; secondement, le soumettre à une *diète rigoureuse*.

Si nous écoutions la voix de la nature, nous éviterions toujours des erreurs de régime qui ont, pour notre santé, des conséquences si souvent funestes. Or, la nature, à l'approche des maladies aiguës et violentes, nous avertit de faire une abstinence sévère; alors, en effet, les malades se plaignent de nausées, d'inappétence, de maux de cœur et de vomissements. Cette répugnance pour les aliments solides est un avis salutaire que nous méprisons, parce que nous n'en sentons pas toute l'importance; il en résulte que des indispositions légères se changent presque toujours en maladies graves, et que des maladies graves dont l'issue aurait été heureuse par le concours du régime et des soins de l'art, se terminent souvent par la mort. Je citerai à ce sujet un fait bien digne de remarque : j'ai recueilli, pendant plusieurs années, des observations cliniques à l'Hôtel-Dieu de Paris : le nombre des morts, qui était chaque jour de cinq ou six, s'élevait, dans la journée du vendredi, à seize, dix-huit et quelquefois vingt. Cette différence dans la mortalité provenait de ce que les malades recevaient le jeudi la visite de leurs parents et amis ; ces derniers, malgré la surveillance du portier et des infirmiers, trouvaient toujours moyen d'introduire dans l'hôpital des comestibles de toute espèce, et il n'était pas rare, à la visite du vendredi matin, de trouver des cadavres dont la bouche était encore pleine de biscuits, de massepains et de fruits indigestes.

Les imprudences dont se rendent coupables les gens de la campagne ne sont pas moins grandes. Persuadés que le seul moyen de rendre des forces au malade est de lui donner beaucoup à manger, ils surchargent son estomac d'aliments solides auxquels ils donnent pour véhicule les boissons les plus échauffantes, les plus spiritueuses. De là, augmentation dans les symptômes de la fièvre ; de là aussi, perturbation dans les efforts que fait la nature pour repousser le mal; de là enfin, l'état d'adynamie ou de faiblesse dans lequel tombe le malade, état qui est souvent le symptôme avant-coureur de la mort.

Il est d'autres maladies dont le début est moins brusque, moins effrayant, bien qu'elles appartiennent aux affections inflammatoires aiguës. Voici quelques-uns des signes auxquels on peut les reconnaître : diminution graduelle de l'appétit ; dégoût pour les aliments tirés du règne animal ; soif plus vive qu'à l'ordinaire, éructations et flatuosités, surtout après les repas ; accélération du pouls, quelquefois permanente, d'autres fois n'ayant lieu qu'à certains moments de la journée ; enfin, lassitude, sentiment de faiblesse générale sans cause connue.

On peut juger, d'après ces symptômes précurseurs, que la maladie se prolongera pendant plusieurs semaines, peut-être même pendant plusieurs mois. Cette conjecture sur la durée du mal doit nous diriger dans la qualité et la quantité des aliments que nous pouvons permettre ; en effet, si nous accordons au malade une nourriture trop substantielle, nous l'exposerons aux dangers que j'ai signalés dans les paragraphes précédents. Si, au contraire, nous le soumettons à une diète trop sévère, ses forces peuvent s'épuiser, et son état s'aggraver par un manque de réaction suffisante.

Il faut alors conseiller au malade, 1° de ne se livrer à l'exercice qu'avec une grande modération ; 2° de retrancher la moitié, et plus, de la nourriture dont il faisait usage lorsqu'il jouissait d'une bonne santé ; 3° il faut lui choisir des aliments légers et d'une digestion facile, tels que crêmes de riz, d'orge et d'avoine; bouillons de veau et de poulet; soupes blanches, peu chargées de beurre et de sel; eau de gomme et autres solutions mucilagineuses. Enfin, il sera nécessaire d'observer avec soin l'effet que produira ce régime sur l'état du malade, afin de le modifier suivant les indications que fournira la marche de la maladie.

Je le répète, on ne saurait avoir ici trop de prudence et de circonspection : les affections lentes et aiguës tout à la fois entraînent plus de dangers peut-être que les maladies à explosion brusque et franchement inflammatoires, dont j'ai parlé précédemment. On devra, toutes les fois que la chose sera possible, recourir aux conseils des gens de l'art; eux seuls, après avoir reconnu la nature de la maladie, pourront prescrire le régime et les autres moyens curatifs qui conviendront le mieux au malade.

CHAPITRE V.

DES ALIMENTS DANS LES MALADIES CHRONIQUES.

Sur la ligne de démarcation placée entre les maladies chroniques et les maladies aiguës, se trouvent d'autres affections qui se rapprochent des premières par leur longue durée, tandis qu'elles appartiennent aux secondes par les vives douleurs qu'elles déterminent, et par d'autres symptômes qui dénotent une inflammation à l'état aigu. Ces affections sont l'hypocondrie, la jaunisse, certaines inflammations de l'estomac et des intestins, le catarrhe pulmonaire, etc.

Toutes ces maladies sont longues, insidieuses, et exercent sur l'économie des ravages d'autant plus profonds qu'il est plus difficile d'en arrêter le cours et même d'en suivre les progrès. Que de jeunes gens, que de jeunes personnes négligent un rhume avec l'insouciance de leur âge, et ne se réveillent de leur indifférence que lorsque cette affection est incurable! Combien d'hommes mûrs, dont l'appétit est irrégulier, dont les digestions sont laborieuses, dont le ventre est souvent tendu, quelquefois douloureux, qui, sans inquiétude sur l'issue d'une maladie dont ils ne connaissent ni la nature ni les dangers, continuent à vaquer à leurs travaux, à faire usage de boissons alcooliques, à manger des aliments d'une digestion difficile, et finissent par succomber à une inflammation chronique des intestins!

L'alimentation *mucilagineuse* est la plus convenable dans ces maladies; elle renferme peu d'éléments alibiles, diminue la force et la fréquence du pouls, produit peu de chaleur animale, détermine souvent des selles à la manière des laxatifs, et exerce toujours une action émolliente et sédative.

Les substances qui composent l'alimentation mucilagineuse sont : la gomme arabique, la gomme adragant, le concombre, les carottes, les haricots verts, les pois verts, la laitue, les épinards, les artichaux, etc. Les choux et les navets peuvent être rangés parmi les aliments mucilagineux; mais ils doivent être proscrits de l'alimentation des valétudinaires et des personnes seulement indisposées, parce qu'ils sont presque toujours d'une digestion difficile.

Sans doute, toutes ces substances ne sont pas parfaitement identiques sous le rapport des éléments chimiques qui entrent dans leur composition ; mais toutes se ressemblent sous le rapport du mode d'action qu'elles exercent sur l'économie de l'homme. Galien, Boerhave, Baglivi et d'autres auteurs citent les exemples de plusieurs personnes qui, après avoir épuisé toutes les ressources pharmaceutiques, ont trouvé leur guérison dans l'usage sagement combiné et prolongé avec persévérance de l'alimentation mucilagineuse.

Je n'indiquerai pas la quantité d'aliments qu'il convient de faire prendre aux malades; cette quantité doit nécessairement varier suivant une infinité de circonstances. Je ferai observer néanmoins qu'elle doit être d'autant moindre que la maladie est plus aiguë, qu'elle approche davantage de son plus haut période d'intensité, que l'appétit est moins prononcé, que les forces physiques sont plus conservées. On devra au contraire l'augmenter graduellement et avec précaution, toutes les fois que l'affection penchera vers son déclin. On reconnaîtra cette terminaison heureuse à la diminution de l'état fébrile, au retour de l'appétit et d'un sommeil facile et réparateur, enfin à l'exercice régulier de toutes celles des fonctions organiques qui avaient été altérées pendant sa durée.

Il est d'autres maladies qui reconnaissent pour cause une irritabilité nerveuse excessive; les personnes qui en sont atteintes sont généralement douées d'un tempérament éminemment nerveux, soit que ce tempérament leur ait été transmis avec la naissance, soit que, plus tard, il se soit déclaré et développé sous l'influence de longues souffrances, ou d'un chagrin profond, ou d'un travail intellectuel opiniâtre, ou d'une vie retirée et sédentaire. Toutes ces causes, en effet, réagissent d'une manière désavantageuse sur l'économie; en exaltant ou énervant les organes sensitifs, elles détruisent l'appétit, troublent la digestion, empêchent l'assimilation des molécules nutritives, et amènent, avec le temps, un état de marasme et d'émaciation. La prédominance du système nerveux coïncide souvent avec une faiblesse excessive du système musculaire; en d'autres termes, les forces qui abandonnent celui-ci semblent se porter sur l'autre où elles se changent en un foyer continuel de mobilité et d'agitation. Aussi les personnes nerveuses sont-elles généralement remarquables par leur peu d'embonpoint, par la brusquerie de leurs mouvements, par la vivacité de leur imagination, par leur extrême sensibilité, par la force de leurs affections, par leurs passions violentes, par les impressions profondes que leur font éprouver les causes les plus légères, enfin par les penchants irrésistibles qui les entraînent ou à la pratique des vertus les plus sublimes, ou aux excès les plus dangereux.

Les maladies auxquelles dispose la prédominance du système nerveux sont : 1° celles que j'ai indiquées comme étant intermédiaires entre les affections aiguës et les affections chroniques ; 2° les diverses affections mentales : l'épilepsie, le somnambulisme, la névralgie, le tétanos, les palpitations, la syncope, l'hystérie, etc.

L'alimentation farineuse et l'alimentation mucilagineuse, combinées entr'elles, formeront la base de la nourriture qu'il conviendra de donner aux personnes atteintes de quelqu'une de ces affections. L'alimentation farineuse se compose des aliments suivants : orge, gruau, riz, blé, seigle, pomme de terre, sagou, salep, vermicelle, semoule, graines farineuses, etc.

J'ai dit que l'alimentation mucilagineuse était essentiellement émolliente ; celle dite *farineuse* possède aussi cette propriété, quoiqu'à un moindre degré. En effet, sous son influence, les mouvements organiques se ralentissent, le cours du sang devient moins impétueux, les contractions musculaires perdent de leur force ; en un mot, toutes les propriétés vitales des organes passent d'un état d'énergie maladive à un état de calme et de repos.

Une autre propriété que possèdent les aliments farineux, c'est qu'ils renferment une très-grande quantité d'éléments alibiles ou nutritifs ; les personnes qui en font habituellement usage se distinguent par leur embonpoint, par leurs forces physiques, par une constitution vigoureuse et par tous les signes qui indiquent une abondante et facile nutrition. Est-il nécessaire d'ajouter qu'il faudra recourir à l'alimentation farineuse, toutes les fois que la diminution de l'état fébrile fera naître l'indication de relever les forces du malade, qu'il faudra au contraire l'abandonner et se borner à l'alimentation mucilagineuse, lorsqu'on aura à lutter contre une énergie excessive des propriétés vitales?

Je ne terminerai pas ces considérations sur les affections nerveuses sans citer un passage extrait de la *Nosographie philosophique* : « Il est une étroite union, dit Pinel, une dépendance réciproque entre la philosophie morale et la médecine, comme le remarque Plutarque. Combien il importe, pour prévenir les affections hypocondriaques, mélancoliques ou la manie, de suivre les lois immuables de la morale, de prendre de l'empire sur soi-même, de maîtriser ses passions, de se rendre, en un mot, autant familier avec les écrits d'Epictète, de Platon, de Sénèque, de Plutarque, qu'avec les résultats lumineux de l'observation qui nous ont été transmis par Hippocrate, Arétée, Sydenham, Stahl, ou d'autres observateurs célèbres! Cicéron, dans le troisième et le quatrième livre des *Tusculanes*, ne regarde-t-il point les passions comme des maladies, et ne donne-t-il point des règles fondamentales pour les guérir! » A cette nomenclature d'ouvrages de morale, j'en ajouterai un, le plus beau, le plus simple, le plus sublime, celui dont J.-J. Rousseau disait : « Je vous avoue que la majesté des Écritures m'étonne; la sainteté de l'Évangile parle à mon cœur. Voyez les livres des philosophes avec toute leur pompe; qu'ils sont petits près de celui-là!.... »

L'alimentation *lactée*, sous le rapport de ses propriétés sédatives, tient le milieu entre les deux alimentations précédentes : riche en principes nutritifs, d'une digestion douce et facile, elle diminue la force propulsive du cœur, rend les sécrétions moins abondantes, et agit comme calmant dans tous les cas où il y a fièvre avec exaltation des propriétés vitales.

S'il est une alimentation qui puisse convenir dans presque toutes les affections chroniques, qui puisse être regardée, en quelque sorte, comme un spécifique dans un grand nombre de ces affections, qui ait été, entre les mains des médecins éclairés, un puissant moyen de guérison lorsque la pharmacie ne leur offrait que des ressources vaines et souvent dangereuses, c'est sans contredit l'alimentation lactée. En effet, le lait, sagement administré, produit de très-bons effets dans toutes les irritations chroniques du tube digestif, maladies nombreuses qui ont été réunies sous la dénomination générale de *gastro-entérites*, et qui deviennent souvent mortelles, soit que le malade ait été abandonné à lui-même, soit qu'il ait été soumis à un traitement purgatif ou tonique. Ici, il faut reconnaître l'excellence de la doctrine *physiologique*, et les immenses services que son auteur a rendus à l'humanité : le premier, Broussais a déterminé la nature inflammatoire de la plupart des maladies de l'estomac et des intestins ; le premier aussi, il a tracé le seul mode de traitement qu'il soit convenable d'adopter pour triompher de ces affections aussi longues que dangereuses.

Quelques malades ne s'accoutument que difficilement à l'usage du lait : les uns, parce que cet aliment produit un sentiment de pesanteur et quelquefois de douleur dans le creux de l'estomac ; les autres, parce que la coagulation du lait ne se faisant pas ou se faisant avec trop de promptitude, la digestion en est laborieuse et difficile. Dans le premier cas, il faut couper le lait avec une plus ou moins grande quantité d'eau de gomme, d'eau sucrée ou d'une autre boisson aqueuse et émolliente ; dans le second, il faut associer le lait à un peu d'eau de chaux, ou faire précéder son emploi d'une petite dose de magnésie. A l'aide de ces précautions, le malade supportera très-bien le régime lacté, et, après s'être soumis plusieurs mois à ce régime, il verra renaître ses forces, son embonpoint et sa santé.

L'efficacité du lait n'est pas moins incontestable dans toutes les maladies de la peau, aiguës ou chroniques; mélangé dans de certaines proportions avec la décoction de fumeterre, de patience, de bardanne, etc., il sera employé avec avantage pour combattre la gale et les éruptions dartreuses ; délayé dans une grande quantité d'eau, il forme un mélange que Sydenham conseillait aux personnes atteintes de la rougeole, de la scarlatine, de la petite-vérole, etc. D'autres praticiens l'ordonnent aussi à la fin de presque toutes les maladies aiguës, lorsque les symptômes inflammatoires sont dissipés.

Enfin, il est un autre ordre de maladies dans lesquelles le lait a été, avec raison, singulièrement préconisé; je veux parler des affections organiques de la poitrine, spécialement de la phthisie. De toutes les maladies auxquelles l'homme est exposé, la phthisie est sans contredit la plus commune et la plus dangereuse. Cachée d'abord sous les apparences trompeuses d'une santé florissante, sous les fleurs d'une jeunesse pleine de vie et d'espérance, après quelque temps d'une toux sèche et qui revient par quintes, elle se montre bientôt avec le cortége des symptômes les plus sinistres : toux continuelle, expectorations purulentes et fétides, respiration pénible et haletante, voix faible et altérée, sueurs colliquatives, déjections alvines glaireuses et sanguinolentes, maigreur extrême, mélancolie profonde.... L'instant du repos éternel arrive enfin; mais il est acheté souvent par de longues années de souffrances.

Les anciens pensaient que la phthisie était incurable ; Laënnec est, je crois, le premier qui ait éclairé les esprits sur cette erreur des anciens. Mais la science ne doit-elle pas se féliciter de cette découverte plus que l'humanité? Les cures se sont-elles multipliées depuis que la maladie a été reconnue curable? malheureusement, l'observation ne répond pas affirmativement à cette question, et le raisonnement la résout d'une manière peu satisfaisante pour ceux qui, dans ces derniers temps, ont vanté des recettes infaillibles pour guérir radicalement la phthisie. En effet, il est bien reconnu que dans cette maladie, comme dans presque toutes les affections chroniques, les soins hygiéniques l'emportent de beaucoup en utilité sur les agents thérapeutiques. Or, ces soins étaient connus des anciens; ils les employaient comme nous, avec cette seule différence qu'ils leur donnaient le nom de palliatifs, tandis que nous les nommons curatifs.

Que la phthisie soit héréditaire ou accidentelle, déclarée ou simplement imminente, le lait d'ânesse, comme base de la nourriture, modifié dans sa quantité et combiné avec d'autres substances suivant les circonstances, sera toujours un des meilleurs moyens à employer, soit pour prévenir la maladie, soit pour en modérer les progrès.

On use en général de cinq espèces de lait, les laits de vache, de brebis, de chèvre, d'ânesse et de jument. Les trois premiers sont ceux dont on fait le plus fréquent usage comme aliment; à la qualité nutritive, le lait de brebis et celui de chèvre réunissent celle d'être astringents et d'être employés avec succès dans les affections diarrhéiques anciennes; celui d'ânesse est employé principalement comme médicament dans les maladies de la poitrine et de l'estomac.

Il me reste à parler d'un autre genre d'alimentation que les anciens appelaient *fibreuse*. J'en dirai peu de mots, attendu que cette alimentation, très-avantageuse aux personnes qui jouissent d'une bonne santé, est rarement conseillée à celles qui sont malades.

La chair des jeunes animaux, principalement celle du veau et du poulet, est d'une digestion facile; la grande quantité de gélatine qu'elle contient lui communique une propriété relâchante très-marquée. On pourra, sans inconvénient et souvent avec avantage, la conseiller aux personnes qui ne sont encore qu'indisposées ou à celles qui sont déjà parvenues à la convalescence. Je parlerai plus bas des bouillons laxatifs qui se composent avec la chair des jeunes animaux.

La chair du bœuf, du mouton, des vieux pigeons, etc., contient une grande quantité de molécules nutritives et un principe particulier aromatique auquel les chimistes ont donné le nom d'osmazôme. Considérée sous le rapport de ses propriétés médicamenteuses, cette chair ne convient généralement qu'aux personnes scrofuleuses, rachitiques, scorbutiques; à toutes celles, en un mot, dont les maladies reconnaissent pour cause une inertie du système absorbant, une débilité des organes, un état de langueur dans les propriétés vitales, etc.

CHAPITRE VI.

DES BOISSONS DANS LES MALADIES AIGUËS.

Le médecin qui s'est proposé de donner aux habitants des campagnes des conseils sur les moyens de conserver ou de rétablir leur santé, a presque autant d'erreurs à combattre que de vérités à établir. Sans parler des préjugés sans nombre auxquels je consacrerai une partie de cet ouvrage; sans revenir sur les fautes de régime alimentaire, fautes dont j'ai signalé les dangers dans les chapitres précédents, que de réflexions n'ai-je pas à présenter sur les excès auxquels on se livre en fait de boissons!

Un malheureux revient avec peine des champs où un vent froid l'a saisi tout à coup après une chaleur excessive et une transpiration abondante: sans rechercher si les poumons sont déjà frappés d'une inflammation intense, on administre bien vite au malade un litre de vin chaud. Un autre a senti ses forces s'affaiblir, parce qu'il est atteint d'un embarras gastrique, d'une fièvre bilieuse, ou de tout autre maladie inflammatoire : vite un demi-verre d'eau-de-vie. Un troisième tremble de froid sous l'influence d'un premier accès de fièvre intermittente : vite du vin dans lequel on met en solution du poivre, du sel, de la poudre, et autres substances incendiaires.

Quels effets produit l'emploi de ces moyens violents ou perturbateurs ?

L'état fébrile augmente, le pouls se précipite, la peau devient brûlante, la sueur inonde tout le corps, la tête se prend de douleurs vives, la toux chasse avec effort des crachats sanguinolents, le ventre se ballonne, et la maladie parvient, en quelques heures, à sa dernière période d'intensité. Si un homme de l'art n'est pas appelé pour mettre un terme aux imprudences funestes qui se renouvellent à chaque instant, la mort survient, déterminée par le feu qu'on a allumé dans les entrailles.

Je n'ai point chargé les couleurs du tableau que je viens de tracer. Il n'est pas de praticien, ayant exercé la médecine dans les campagnes pendant quelques années, qui n'ait été à même, bien souvent, de se convaincre par ses propres yeux que la réalité est encore bien au-dessus de ce que j'ai dit. J'ai vu si souvent des hommes d'une constitution robuste perdre à jamais leur santé dans l'ivrognerie; d'autres, par les mêmes excès, rappeler une maladie récente, alors qu'ils touchaient à la convalescence; d'autres, enfin, rendre impossible leur guérison par des causes analogues, que je n'hésite point à croire que les liqueurs alcooliques font plus que décimer les populations des campagnes.

« Il est généralement reconnu, dit Chomel, que les personnes adonnées habituellement à l'usage du vin et des liqueurs alcooliques, succombent presque toutes aux maladies aiguës dont elles sont atteintes. »

Je citerai à ce sujet un fait bien remarquable : un vigneron, tombé malade à la suite d'une débauche qu'il avait faite quelques jours auparavant, me fit appeler pour lui donner des soins. Je reconnus facilement une gastro-péritonite aiguë, caractérisée par de violents symptômes inflammatoires; n'ayant à ma disposition ni lancette, ni sangsues, ni médicaments, je me contentai de lui prescrire de l'eau panée, avec ordre de se priver rigoureusement de vin. Vingt-quatre heures après, tous les symptômes inflammatoires s'étaient amendés, et le malade, se croyant guéri, voulut fêter sa convalescence par de nombreuses libations. Deux heures plus tard, la gastro-péritonite avait reparu plus intense que la première fois. Appelé de nouveau, je me bornai aux mêmes prescriptions, et, cette fois encore, l'état du malade s'améliora d'une manière sensible sous la seule influence de la privation des liqueurs alcooliques. Le malheureux, dominé par ses habitudes d'ivrognerie, se trouva réuni le soir à quelques-uns de ses amis, et but copieusement avec eux au rétablissement de sa santé... Il buvait encore, lorsque de violentes coliques forcèrent ses camarades à suspendre l'orgie et à le porter sur son lit. Le lendemain, il rendit le dernier soupir.

Ce fait offre matière à de bien tristes réflexions : grâce à la force de sa constitution, un homme échappe deux fois à un danger de mort imminent; prévenu qu'une troisième imprudence le tuera, il s'enivre et il meurt... En vérité, il y a dans l'instinct des animaux plus de sagesse que dans la tête d'un ivrogne !

Par quel étrange raisonnement est-on amené à faire usage du vin, alors que ce liquide spiritueux doit exercer sur l'économie une influence si funeste? le voici : la plupart des maladies sont accompagnées d'un état fébrile plus ou moins violent; un des effets les plus constants de la fièvre, c'est de produire, dans les facultés physiques et morales, dans les premières surtout, une faiblesse générale et spontanée; or, la première indication qui se présente à l'esprit du malade, c'est de combattre ce défaut d'énergie, et le vin, généralement regardé comme tonique et fortifiant, est le premier moyen qu'il trouve pour arriver à ce but. Essayons de réfuter cette erreur dont les conséquences sont d'autant plus pernicieuses qu'elle est plus généralement répandue.

Tout état fébrile, dans l'immense majorité des cas, reconnaît presque toujours pour cause un foyer d'irritation, d'*échauffement*, d'où il faut conclure que l'irritation est la cause première de la maladie, que la fièvre et la faiblesse n'en sont que les symptômes et les effets. Or, pour détruire cette cause, c'est-à-dire pour éteindre le foyer inflammatoire, il faut employer tous les moyens auxquels on a reconnu des propriétés sédatives et calmantes. Sous leur influence, vous verrez la fièvre diminuer graduellement d'intensité, les forces se rétablir, une douce moiteur succéder à une chaleur âcre et sèche de la peau, enfin, la santé renaître.

Quels sont donc les moyens dont le résultat certain, dans la plupart des maladies, sera le retour à la santé? ils sont simples, puisés dans la nature, d'une exécution facile et à la portée de tout le monde: les deux premiers sont le repos et la diète; au troisième rang je place les boissons émollientes. Les substances qui entrent dans la composition de ces tisanes sont: la gomme arabique, la réglisse, la guimauve, la bourrache, le lin, le sucre, l'orge et le chiendent. Je crois devoir indiquer à quelle dose on devra faire usage de chacune de ces substances, et à quelles combinaisons on pourra recourir pour varier les tisanes:

1° Faites dissoudre une once de gomme arabique dans un kilogramme d'eau bouillante; ajoutez une quantité de sucre suffisante.

2° Vous pourrez ajouter à la solution précédente, pour remplacer le sucre, un bâton de réglisse que vous aurez eu le soin de ratisser et d'écraser, ou de couper par tranches.

3° Prenez gomme arabique et racine de guimauve, de chacune demi-once, et un petit bâton de réglisse; faites bouillir dans un litre d'eau; le malade en prendra six, huit ou dix verres chaque jour, suivant qu'il aura plus ou moins soif. Cette boisson est une des plus habituellement employées en médecine. Elle convient dans toutes les inflammations, dans celles surtout des intestins, des poumons et des organes urinaires.

4° Prenez un bâton de réglisse, faites bouillir dans un litre d'eau, puis faites infuser pendant quelques minutes une petite poignée de fleurs de bourrache.

5° Prenez une petite poignée de graines de lin, un petit paquet de racines de chiendent, et un bâton de réglisse; faites cuire le tout dans un kilogramme d'eau pendant une heure au moins. Cette tisane est très-habituellement employée, principalement dans les affections des voies urinaires.

6° Prenez une petite poignée d'orge, un bâton de réglisse; faites cuire le tout dans un litre d'eau. On fait un grand usage de cette tisane dans les hôpitaux et dans toutes les maisons dont le peu de fortune ne permet pas d'acheter des médicaments d'un prix plus élevé. Aussi, l'a-t-on appelée la tisane des pauvres. Lorsque la soif est trop intense, et que ce ne sont pas les organes de la poitrine qui sont malades, on peut aciduler toutes ces boissons avec le vinaigre, l'orange ou le citron. L'eau panée, l'eau de riz et l'eau sucrée, tièdes ou froides, sont aussi des boissons très-salutaires dans toutes les affections inflammatoires.

Je me bornerai à ce petit nombre de prescriptions, persuadé qu'elles peuvent suffire dans presque toutes les maladies aiguës qui se présentent dans les campagnes. On ne devra pas attacher une grande importance à faire usage de l'une plutôt que des autres, toutes étant à peu près également bonnes, quelles que soient d'ailleurs les maladies contre lesquelles elles sont dirigées; c'est dire assez que je ne partage pas l'opinion de quelques personnes qui pensent que les boissons des malades, vrais spécifiques, doivent varier à l'infini suivant leurs maladies, leurs tempéraments, leur âge, etc. Cette opinion n'est qu'une erreur chez les individus étrangers à l'art de guérir; un médecin qui la partagerait ou qui chercherait à la propager, se rendrait coupable de charlatanisme.

Je me résume : lorsqu'une maladie inflammatoire se déclare, la première indication à remplir est de mettre le malade au repos; la seconde, de le soumettre à une diète rigoureuse; la troisième, de le priver de toute liqueur alcoolique, et de le mettre à l'usage de boissons délayantes et adoucissantes, boissons qui ont la vertu de ramollir les tissus avec lesquelles elles sont en contact, de diminuer la sensibilité générale, et de calmer plus ou moins promptement les symptômes inflammatoires.

CHAPITRE VII.

DES BOISSONS DANS LES MALADIES CHRONIQUES.

J'ai déjà dit que les maladies chroniques étaient d'un diagnostic très-difficile : 1° parce que les symptômes en sont tellement peu saillants que l'œil exercé d'un médecin suffit à peine pour les reconnaître, les apprécier et les classer ; 2° parce qu'elles déterminent des affections sympathiques dont les signes apparents sont tels qu'il devient fort difficile de ne pas les confondre avec la maladie primitive. Et cependant, il est bien important de reconnaître cette maladie, d'en déterminer le siége, la nature et les progrès ; enfin, de rechercher et de préciser l'influence qu'elle a exercée et qu'elle exerce encore sur l'économie tout entière. Ces points une fois éclaircis, le traitement devient facile, et le médecin triomphe souvent des maladies les plus anciennes et les plus rebelles.

Mais, pour arriver à la solution de tous ces problèmes, l'œil, le toucher et l'expérience du médecin sont d'une nécessité indispensable. Il est impossible de tracer aucune règle générale, soit sur le mode de traitement à adopter, soit sur les boissons à prescrire. Je me bornerai donc, dans cet article, à conseiller aux personnes atteintes d'affections chroniques de réclamer au plus tôt les soins d'un médecin éclairé, de suivre ses conseils avec une scrupuleuse exactitude, et de ne demander leur guérison qu'au temps et aux ressources de la médecine.

Trop souvent l'impatience des malades leur fait abandonner des prescriptions sages, dont l'action était lente mais sûre, pour recourir aux arcanes mystérieux des bohémiennes, des médicastres et des sorciers. Le moindre inconvénient qui puisse en résulter, est de faire perdre un temps bien précieux. Mais, le plus souvent, des drogues funestes sont administrées, contraires à la maladie, renfermant des poisons.... Et alors la mort est presque toujours le résultat des coupables manœuvres du charlatanisme. Au reste, je reviendrai sur ce sujet.

CHAPITRE VIII.

DES AFFECTIONS MORALES DANS LES MALADIES EN GÉNÉRAL.

L'influence du moral sur le physique, et réciproquement du physique sur le moral, est un fait que les physiologistes ont rendu incontestable. Développée par eux, cette vérité est devenue féconde en grands résultats, non-seulement pour le médecin, mais encore pour le moraliste. — « Il est de fait, dit Cabanis, que, suivant l'état de l'esprit, suivant la différente nature des idées et des affections morales, l'action des organes peut tour à tour être excitée, suspendue ou totalement intervertie. »

Je ne décrirai point l'influence que doivent exercer sur le cerveau, considéré comme organe de la pensée, les âges, les sexes, les tempéraments, les maladies, le régime et le climat. Je passerai également sous silence la réaction que le cerveau doit exercer sur les autres organes du corps. Il me suffira de citer quelques exemples des rapports intimes qui unissent l'homme physique à l'homme moral.

La joie et l'espérance décuplent les forces ; la fureur les augmente d'une manière indéfinie ; la crainte les anéantit.

Toutes les passions troublent les fonctions digestives. Après un repas copieux, un homme apprend une fâcheuse nouvelle : à l'instant même, l'estomac et les intestins cessent leur action sur les matières alimentaires et les rejettent, dans l'impossibilité de les digérer.

L'influence de l'imagination n'est pas moins remarquable dans certaines circonstances : on voit souvent des femmes enceintes, préoccupées d'une idée fixe pendant leur gestation, transmettre à leurs enfants l'empreinte matérielle des objets dont l'image avait obsédé leur esprit.

La sensibilité générale reçoit aussi de nombreuses modifications sous l'influence des diverses affections de l'âme. Un homme en proie à des chagrins profonds sent redoubler ses ennuis à la vue des fêtes, des bals et des jeux, où d'autres, plus heureux que lui, vont chercher le plaisir.

N'est-ce pas dans cette altération de la sensibilité générale, altération produite par les affections morales tristes, qu'il faut rechercher la cause de la plupart de ces maladies organiques de l'estomac qui se manifestent par l'inappétence, la perte des forces et l'amaigrissement, et qui se terminent presque toujours par la mort? N'est-ce pas à la même cause qu'il faut attribuer la manie délirante des malheureux qui cherchent dans le suicide une fin à leurs maux? Enfin, faut-il s'étonner que les ressources pharmaceutiques soient si peu efficaces contre ces maladies? Puisque leur histoire est essentiellement liée à celle des passions humaines, c'est à la philosophie morale qu'il faut demander leurs agents curatifs.

Enfin, les diverses circonstances, répandues dans la vie de l'homme moral, les différentes constitutions de l'état social, les lois, les crises politiques sont pour l'homme physique une source intarissable de gêne ou de bien-être, de santé ou de maladie.

Richerand a dit : « La phthisie pulmonaire est devenue si fréquente de nos jours, que le tiers environ des femmes y succombe. L'abus du sublimé dans les affections syphilitiques, et le costume grec adopté sans les modifications qu'exigerait la différence des climats, paraissent être la principale cause de cette effrayante multiplication. » S'il m'était permis d'ajouter à l'explication donnée par notre célèbre compatriote, je dirais que nos orages politiques et la vie paisible de nos aïeux doivent fixer l'attention du médecin qui cherche à se rendre compte de la manière dont la phthisie s'est répandue de nos jours. Il suffit d'ouvrir l'histoire pour voir quels changements se sont opérés, depuis un siècle, dans nos habitudes sociales. Étrangers aux travaux intellectuels et aux débats politiques, nos ancêtres se faisaient également honneur d'une grande force physique et d'une stupide ignorance. Le siècle brillant de la poésie glissa rapidement sur cet état de choses, et n'y apporta de changements que pour quelques hommes privilégiés qui employèrent leur riche imagination à chanter lés louanges du grand Roi.

Bientôt après, parut le siècle de la philosophie avec ses méditations profondes, ses grandes réformes, ses guerres gigantesques, ses tempêtes politiques, ses révolutions sanglantes... Dès-lors, l'homme pensa, sentit, se montra actif, courageux, éloquent, ambitieux. Cette vie nouvelle fut pour lui une crise, et cette crise dut influer sur sa constitution : car, de même que les altérations morales dans l'individu provoquent toujours des altérations physiques; de même aussi l'analogie autorise à penser que les secousses politiques doivent produire des changements semblables dans sa constitution.

Je ne résiste pas au plaisir d'emprunter à Pinel le passage suivant, remarquable autant par la vérité de l'observation que par l'élégance du style : « Une organisation débile par origine, ou bien détériorée par des écarts de jeunesse, et, ce qui est pire encore, par une habitude invétérée des mêmes écarts pendant la décadence de l'âge, l'essor immense qu'a pris l'ambition de l'homme soit pour les honneurs et les biens de la fortune, soit pour les distinctions du savoir et de la célébrité ; une vie sédentaire qui entrave toutes les sécrétions et énerve le mouvement musculaire, en même temps que la bonne chère et l'intempérance fournissent une exubérance de sucs nourriciers; tous les artifices de la débauche pour réveiller l'activité des organes flétris; les alternatives des veilles, d'une application forte et des travaux du cabinet; des chagrins concentrés, des contrariétés sans cesse renaissantes, le choc orageux de toutes les passions au sein même des familles où devraient régner le calme ; l'ordre et l'harmonie : que de sources fécondes de maux physiques et moraux, et de toutes ces affections invétérées qui font également le désespoir du médecin, du malade et de tout ce qui l'environne ! »

Tous ces faits reconnus vrais, et l'influence du moral sur le physique admise dans toute sa force et dans toute son étendue, il me reste à en tirer quelques conclusions pratiques pour le traitement des maladies.

N'abordez jamais les malades qu'avec un œil serein et bienveillant ; qu'ils puissent lire dans vos regards que vous êtes sans inquiétude sur l'issue de leur maladie, et que vous leur portez le plus tendre intérêt. On ne se doute pas de leur sagacité à pénétrer les plus secrètes pensées des personnes qui les entourent ; les appréhensions que fait naître leur état leur échappent rarement, quelque soin que l'on prenne de les dissimuler ; soit que la maladie dont ils sont atteints soit réellement très-sérieuse, soit qu'ils s'exagèrent eux-mêmes les dangers de leur position, leur imagination malade les porte souvent à croire qu'ils n'ont plus que quelques jours, quelques heures à vivre ; faibles, superstitieux, égarés par le désespoir, épuisés par une lutte dans laquelle la maladie a usé leurs forces, ils se jettent alors avec une confiance aveugle dans les bras des personnes qui sont chargées de leur donner des soins. Il faut que ces personnes redoublent de zèle, d'activité et de bienveillance; toutes leurs paroles doivent être des paroles d'espérance et de consolation; en un mot, il faut guérir le moral pour rendre au physique la force de réagir contre la maladie.

Éloignez avec un grand soin du lit des malades ces femmes qui viennent en apparence pour leur donner un témoignage d'attachement, et dont les visites, en réalité, n'ont d'autre but que de repaître leurs yeux du spectacle de la douleur et de la mort. Leur présence importune, leurs soupirs affectés, les chuchotements qu'elles échangent entre elles, les histoires sombres et mystérieuses qu'elles se racontent, l'air dolent et piteux répandu sur leur physionomie, toutes ces choses affligent et fatiguent les malades.

Loin de moi la pensée de leur dissimuler les derniers devoirs qu'ils ont à remplir comme hommes et comme chrétiens! Toutefois, il ne faut aborder ces questions qu'avec beaucoup de prudence et de ménagement, d'autant plus qu'ils sont presque toujours tentés de prendre pour un arrêt de mort la proposition de mettre ordre à leurs affaires spirituelles et temporelles. Evitez-leur surtout le pénible désagrément de ces contestations domestiques que font naître trop souvent leurs dispositions testamentaires ; faites que leur esprit ne soit pas préoccupé des réclamations de leurs créanciers , et que leur cœur ne soit pas navré à la vue de cohéritiers se disputant leurs dépouilles avant de leur avoir fermé les yeux.

CHAPITRE IX.

DE L'HABITATION LA PLUS CONVENABLE AUX MALADES ET DE L'AIR QU'ILS DOIVENT RESPIRER.

Les habitations, dans les campagnes, sont généralement mal construites et mal distribuées. De vastes avant-toits, servant de hangars, dont les ailes, encombrées de matériaux, viennent aboutir presque jusqu'au niveau du sol, et opposent ainsi un obstacle à la libre circulation des vents ; autour des maisons, des amas d'immondices humides dont les émanations délétères pénètrent jusques dans les appartements à travers leurs ouvertures et à travers les murs ; le voisinage des bestiaux dont l'écurie n'est souvent séparée des chambres habitées que par de simples cloisons ; des fenêtres en petit nombre, dont les dimensions sont telles qu'elles n'offrent aucun passage à la lumière et aucun moyen de renouveler l'air ; des chambres basses, étroites, assises immédiatement sur le sol, presque toujours dépourvues de plancher ou de briques, et dans lesquelles s'entassent tous les membres d'une famille le plus ordinairement très-nombreuse : telles sont les causes d'insalubrité que réunissent la plupart des habitations dans les campagnes.

Ajoutez à cela que les rues des villages sont étroites, malpropres, mal alignées, couvertes d'eaux bourbeuses et de matières végétales en putréfaction ; et vous saurez pourquoi, chez les cultivateurs, l'heureuse influence d'un climat sain est neutralisée par les causes d'infection que je viens de signaler.

On doit choisir, pour recevoir les malades, les chambres qui offrent le plus de conditions de salubrité : ce sont généralement celles du premier étage, celles qui sont élevées au-dessus du sol, ou celles qui reposent sur des voûtes de caves. Il faut, autant que possible, qu'elles soient spacieuses, éclairées par de grandes fenêtres ; qu'elles ne renferment aucune matière dont l'odeur ou les émanations puissent les fatiguer ou les incommoder ; on n'y souffrira pas même des fleurs ; enfin, il faut en entretenir la propreté par des balayages répétés une fois au moins chaque jour.

Il reste à remplir une autre indication non moins importante, c'est celle de faire respirer aux malades un air d'une température douce et exempt de miasmes malfaisants.

La température moyenne est la plus douce, celle qui convient le mieux aux personnes jouissant d'une bonne santé et à celles qui sont en proie à des affections aiguës ou chroniques. Cette température est marquée entre le 14e et le 20e degré du thermomètre Réaumur; c'est celle que nous accueillons avec tant de plaisir alors que reviennent les premiers beaux jours du printemps. Est-il quelqu'un qui n'ait senti l'heureuse influence de cette saison? Bien des malades lui ont dû leur rétablissement, soit par les modifications matérielles qu'elle apporte dans leur organisation, soit par les sensations de plaisir qu'elle fait naître dans leur âme, en étalant devant leurs yeux toutes les beautés, toutes les richesses d'une nature rajeunie.

Puisque tels sont les heureux effets qu'exerce la température moyenne sur l'économie animale, il faut s'attacher par des moyens artificiels à la produire dans la chambre de ceux qui souffrent, lorsqu'elle en est éloignée par les froids rigoureux de l'hiver ou par les chaleurs excessives de l'été.

En hiver, il faut élever la température par la combustion pratiquée dans un foyer. Ce mode de chauffer les appartements est bien préférable à l'usage des poêles en fonte auxquels on peut reprocher deux graves inconvénients : 1° celui de répandre une odeur désagréable qui fatigue les nerfs et donne lieu à des migraines ; 2° celui de concentrer une trop grande quantité de calorique dans les appartements.

En été, lorsque l'atmosphère est fortement échauffée par les rayons d'un soleil ardent, il faut transporter les malades dans des chambres fraîches, faire des aspersions avec de l'eau froide, et ménager des courants d'air dans une direction telle qu'ils ne soient pas soumis à leur contact immédiat.

Il est encore d'autres constitutions atmosphériques dont l'influence leur est nuisible, et que l'art peut modifier avantageusement : je veux parler de la sécheresse et de l'humidité de l'air. La vapeur d'eau dans le premier cas, la combustion dans le second, tels sont les moyens à employer pour changer ces dispositions vicieuses.

Enfin, l'air doit être pur de tout miasme malfaisant : or, on distingue deux sortes de miasmes, les uns *infects* et les autres *contagieux*. Les premiers, véritables poisons, ont une action plus ou moins puissante, suivant que leur quantité est plus ou moins considérable ; c'est ainsi que les émanations qui sont le résultat de corps organiques en putréfaction peuvent produire de nombreuses maladies ; c'est ainsi que des incommodités graves peuvent être le résultat du séjour de certains légumes et même de fruits entassés dans les chambres à coucher, du voisinage des bestiaux, des fumiers, des latrines, etc. L'existence des miasmes *infects* une fois reconnue, il faut en rechercher la cause, la détruire si la chose est possible, ou neutraliser ses effets par une ventilation souvent répétée, ou même par le moyen que nous indiquerons plus bas.

Les miasmes *contagieux* sont des *virus* dont la moindre dose suffit, dans certaines conditions, pour reproduire les maladies qui leur ont donné naissance. Tel est le *virus* variolique ; tels sont ceux produits par le *choléra-morbus*, par certaines fièvres éruptives, par le *typhus*, par la peste, etc. Je sais que l'existence des *virus* a été niée, dans ces derniers temps, par des médecins d'un mérite incontestable ; mais les raisonnements théoriques dont ils ont étayé leur assertion ont laissé dans toute leur force les faits nombreux que les praticiens citent chaque jour à l'appui de l'opinion contraire. Sans doute, lorsqu'une maladie attaque un grand nombre de personnes dès son début, il ne faut pas se presser de crier trop vite et trop haut à la contagion; mais, dès l'instant où elle est reconnue, nier le *virus*, c'est nier la vérité, c'est endormir ceux qui y sont exposés dans une sécurité qui peut leur devenir funeste.

Parmi les nombreux moyens de désinfection qui ont été proposés par les médecins, je ne citerai que le chlorure de chaux. Ce produit chimique possède à un degré éminent la propriété de neutraliser les émanations putrides qui se dégagent des matières animales et végétales en décomposition; et, dans les cas d'épidémies et d'affections contagieuses, il est employé avec beaucoup de succès pour combattre l'influence des miasmes délétères. Aussi est-il aujourd'hui d'un très-fréquent usage.

Pour désinfecter un appartement, prenez soixante grammes de chlorure de chaux (deux onces); mettez-les en solution dans 750 grammes d'eau (une livre et demie); jetez le tout dans un vase plat que vous déposerez au milieu de la chambre; agitez le liquide de temps à autre, et remplacez-le vingt-quatre heures après par un mélange de même composition.

Les tissus de laine, de fil, de soie, etc., qui sont imprégnés de miasmes infects ou pestilentiels, doivent être plongés et lavés dans une solution très-étendue de chlorure de chaux.

CHAPITRE X.

DES BAINS.

Le bain est l'immersion du corps, ou d'une partie du corps, dans l'eau liquide ou en vapeur, pendant un temps plus ou moins long.

Les bains produisent sur l'économie animale des effets bien différents, suivant qu'ils sont *frais* ou *tempérés*. Nous apprécierons rapidement ces différences, et nous donnerons quelques conseils pratiques sur l'usage que l'on doit en faire.

Les bains sont *frais*, lorsque leur température est marquée entre le 15e et le 20e degré du thermomètre Réaumur. Au sortir de ces bains, le corps est frais et dispos ; la circulation du sang devient plus rapide et témoigne d'une puissance vitale plus grande ; la chaleur de la peau se relève peu à peu et se maintient douce et moite ; les forces sont plus énergiques, la démarche plus assurée, l'intelligence plus prompte, l'appétit plus vif, la digestion plus facile.

Les anciens faisaient un très-fréquent usage des bains *frais*, témoins les Spartiates et les Romains qui se baignaient souvent, les uns dans l'Eurotas, les autres dans le Tibre ; témoins certains législateurs de l'antiquité qui imposaient à leurs sectateurs l'obligation de se baigner fréquemment. Horace, législateur épicurien, conseille de traverser trois fois le Tibre à la nage et de vider trois flacons de Massique. « Rien, à notre avis, dit Rostan, n'est plus salutaire que l'habitude de ces bains; ils fortifient les constitutions faibles, délicates et molles, détruisent une foule de prédispositions, et peuvent même guérir certaines affections organiques. »

Il existe, sur la surface de l'immense Océan, des îles dont les habitants passent la moitié de leur vie à se baigner dans les eaux de la mer : les îles Marquises ou Mendoza par exemple, qui sont au nombre de huit ou dix, et que les naturels désignent sous le nom de Noukahiva. Les voyageurs qui les ont visitées s'accordent à dire que les hommes y ont des traits réguliers et agréables, une haute stature, la poitrine et les épaules larges, et une carnation annonçant la force et la santé. Les néréides de ces îles ne sont pas moins remarquables par leur beauté : taille svelte, œil vif, dents blanches contours gracieux, peau satinée, aisance dans la démarche, physionomie riante, voilà les attributs qui les caractérisent.

En général, les bains *frais* conviennent seulement aux personnes qui jouissent d'une bonne santé; il faut ne les permettre qu'avec prudence aux vieillards, parce que leur force vitale, affaiblie par les années, ne pourrait pas toujours réagir contre l'action de l'eau à 15 ou 20°; aux femmes, parce que leur système nerveux, naturellement très-irritable, trouverait dans le contact du liquide à cette température un stimulus qui entraînerait quelquefois pour elles les conséquences les plus graves; enfin aux enfants, quoi qu'en dise J.-J. Rousseau, parce que leur faiblesse, l'habitude qu'ils ont de vivre dans un milieu plus chaud et la mollesse de tous leurs tissus les rendent plus sensibles à l'action du froid qui pourrait déterminer chez eux des convulsions, des congestions intérieures et autres maladies si communes à cet âge.

Dans les villes qui sont voisines des lacs et des rivières, les jeunes gens font un très-fréquent usage des bains *frais* pendant la belle saison. Aux heureux effets qu'ils en retirent, effets que nous avons décrits plus haut, il faut ajouter l'influence salutaire de la natation considérée comme exercice gymnastique.

On pense généralement qu'il est dangereux de se baigner pendant la canicule. Le fait est vrai, non que la canicule agisse par une influence spéciale et mystérieuse, mais parce que le soleil, très-ardent à cette époque de l'année, darde ses rayons verticalement, et expose aux attaques d'apoplexie, aux congestions cérébrales, aux érysipèles de la face, à toutes les affections, en un mot, qui reconnaissent pour cause un transport de sang vers la tête. On peut donc, avec toute sécurité, ne tenir aucun compte de l'influence fâcheuse de la canicule, si l'on prend la précaution de ne se baigner que le matin ou le soir, le matin de bonne heure à jeun, et le soir avant le souper.

Entre 20 et 30° Réaumur, les bains sont *tempérés*. Il est peu de personnes, jouissant d'une bonne santé, qui ne puissent sentir et apprécier les effets salutaires de ces bains. Les femmes, les enfants, les vieillards, les hommes d'un âge mûr, tous doivent en faire un fréquent usage. Leur efficacité est même incontestable dans un grand nombre de maladies; mais ici je m'arrête, car l'œil du médecin est nécessaire pour déterminer les cas dans lesquels ils doivent être prescrits.

On me reprocherait de l'exagération, si je disais toute ma pensée sur les vertus des bains *tempérés*. Quoi qu'il en soit, ils ont pour résultat certain et immédiat de nettoyer la peau, de l'assouplir, d'enlever la couche pâteuse que la sueur et la poussière y déposent, et dont le plus grand inconvénient est de supprimer la transpiration; de rendre les mouvements faciles, de donner du repos aux membres fatigués, de rafraîchir le sang lorsqu'il a été échauffé à la suite de pénibles exercices, de tempérer l'ardeur des sens, enfin de plonger tout le corps dans un délicieux bien-être.

Citerai-je quelques-unes des maladies auxquelles on peut raisonnablement espérer de se soustraire par l'emploi des bains *tempérés?* d'abord presque toutes les affections de la peau, les dartres, le prurit, etc.; ces affections sont très-communes chez les habitants de la campagne, et cela n'étonne pas quand on sait avec quelle négligence ils pratiquent l'une des plus précieuses vertus domestiques, la propreté : celui-là leur rendra un immense service, qui leur fera sentir la nécessité de se laver tous les jours, de se baigner tous les mois ;— en second lieu, certaines inflammations abdominales qui font de grands ravages parmi les enfants, et qu'on pourrait guérir quatre-vingt-quinze fois sur cent par la diète, les bains et les boissons rafraîchissantes. Mais j'aurai à revenir sur ce point, lorsqu'au chapitre des *erreurs populaires*, je parlerai de l'abus que l'on fait généralement du *semen-contrà*, de la *mousse de Corse* et des autres vermifuges dans les maladies du jeune âge.

Il nous reste à noter quelques-unes des règles générales que l'on doit observer lorsqu'on veut prendre un bain. Il faut préalablement, ou être à jeun, ou que le travail de la digestion soit terminé ; tous les jours il arrive des accidents, parce que les baigneurs se jettent à l'eau, l'estomac surchargé d'aliments. Si le bain que l'on va prendre est un bain *tempéré*, il est bon, avant d'entrer dans sa baignoire, de se faire des aspersions d'eau froide sur la tête, surtout si l'on croit avoir quelques prédispositions aux congestions sanguines cérébrales. Bien des personnes ont été frappées d'apoplexie dans le bain, qui auraient pu se garantir des coups de sang en prenant la simple précaution que je viens d'indiquer. Au sortir des bains *frais*, on devra prendre un peu d'exercice pour favoriser le retour de la chaleur et de la transpiration ; enfin, après un bain *tempéré*, on aura grand soin de se mettre à l'abri du froid.

Au-dessus et au-dessous de la température des bains *frais* et *tempérés* se trouvent les bains *chauds* et *très-chauds*, *froids* et *très-froids*. Mais ces bains ne sont jamais administrés que pour remplir une indication purement thérapeutique, et, sous ce rapport, ils rentrent dans le cadre des moyens qui doivent être laissés à la disposition des médecins ; pour ne pas sortir du plan que nous nous sommes tracé, nous avons dû ne parler que des bains hygiéniques. Il en est de même des bains de mer, des bains locaux ou partiels, et des bains dans lesquels on met en solution des substances médicamenteuses plus ou moins énergiques.

Avant de clore ce chapitre, j'exprimerai le regret qu'il soit si difficile, souvent même impossible, de trouver dans les campagnes certains meubles et instruments qui sont d'une nécessité indispensable dans le traitement des maladies, tels que baignoires, seringues ordinaires, seringues à injection, etc. Il serait à désirer que chaque commune fît les frais de ces objets qui seraient confiés à la garde et aux soins des sages-femmes, pour être mis à la disposition des habitants qui en auraient besoin. Cette dépense, d'ailleurs très minime, serait largement compensée par les avantages qu'en retireraient les malades. Nous croyons toutefois devoir indiquer, comme pouvant au besoin remplacer les baignoires, ces vaisseaux de forme oblongue appelés *bannoires* dans lesquels on ramène la vendange, les pétrins un peu profonds, un tonneau défoncé; et pour les enfants, les vases qui servent à soutirer le vin et qu'on appelle vulgairement *bennes* ou *banneaux*; puis encore, comme pouvant servir de bain de siége, un tonneau scié par le milieu auquel on pratique, à une hauteur convenable, une échancrure semi-lunaire, afin que les pieds puissent avec facilité poser à terre.

CHAPITRE XI.

RÉSUMÉ.

J'ai traité fort succinctement les sujets qui font la matière des chapitres précédents ; et cependant ces sujets ont une importance majeure aux yeux de celui qui est bien convaincu de cette double vérité, qu'il est plus facile de prévenir que de combattre les maladies ; que les soins hygiéniques, au début de la plupart des affections morbides, ont une efficacité plus grande que les remèdes les plus énergiques.

Pourquoi des maladies peu graves déciment-elles les populations des campagnes ? Pourquoi les rides d'une précoce vieillesse viennent-elles sillonner le front d'hommes, jeunes encore, auxquels était promis un long avenir de force et de santé ? Pourquoi, dans un grand nombre de maisons, la misère vient-elle s'ajouter encore aux angoisses de ceux qui luttent déjà si difficilement contre les étreintes de la maladie? Pourquoi l'abrutissement leur ôte-t-il le sang-froid et la fermeté dont ils auraient tant besoin pour se soustraire au danger qui les menace? Eh bien! nous répondons : parce que les habitants des campagnes sont loin de posséder les habitudes de tempérance et de bonne conduite sans lesquelles il est impossible de prétendre à une bonne santé, à un jugement sain, au bien-être matériel et moral, en un mot à tout ce qui constitue le bonheur.

Oh! pour en parler ainsi, il faut les avoir vus dévorer, en un jour, tout le produit d'une semaine laborieuse; il faut avoir entendu les cris de leurs enfants demandant un morceau de pain noir que la mère ne peut pas toujours leur donner; il faut avoir vu ces hommes, dans le bouge enfumé d'un cabaret, jetant l'argent à pleines mains, tandis que les êtres qu'ils doivent nourrir, couchés dans de misérables grabats, n'ayant que des haillons pour se couvrir, pleurent de froid et de misère. Et quand la nuit s'est écoulée dans des orgies ruineuses et dégoûtantes, ils regagnent en chancelant leurs chaumières; des paroles dures, des gestes menaçants, des coups même répondent aux reproches qui leur sont adressés par ceux à qui ils doivent protection et tendresse, et à qui ils ne donnent que pauvreté et mauvais traitements.... Triste et hideux spectacle dont on détourne les yeux comme d'un crime!

Et qu'on ne dise pas que leur condition est pire que celle des habitants de la ville, que les travaux des champs les exposent à des maladies continuelles, que la fortune leur refuse les moyens de se procurer ce qu'on appelle les douceurs et les commodités de la vie.... Vaines déclamations qui sont vides de sens et de vérité! Ne sait-on pas que l'exercice au grand air fortifie le corps, tandis que le séjour des villes le flétrit et le dessèche? Comparez la large poitrine, la coloration animée et les muscles fortement dessinés du campagnard à la poitrine aplatie, au teint pâle et aux membres grêles du citadin; ne dirait-on pas qu'à ce dernier il manque de l'air et la vivifiante influence d'un travail modéré et continuel? Ne voit-on pas qu'il étouffe sous une atmosphère appauvrie, comme la plante étiolée qui languit dans une serre?

Quant aux prétendues douceurs de la vie, elles ne sont autre chose que le besoin d'un superflu que le luxe a créé, et dont la satisfaction n'est pas même une jouissance pour ceux dont l'âme s'est blasée dans la satiété. De ces besoins à l'énervation du corps et de l'esprit, à l'ennui, au dégoût de la la vie, la distance n'est pas grande et la pente est rapide.

L'habitant des campagnes a sous sa main tous les éléments du bonheur. S'il n'est pas heureux, c'est que l'envie ne lui permet pas d'apprécier les charmes de sa douce médiocrité; c'est que la cupidité et la jalousie ont allumé en lui la passion corrosive des procès; c'est que l'ivrognerie le détourne de ses occupations journalières, altère ses facultés intellectuelles et compromet sa santé; c'est que le charlatanisme l'assiége et s'impose à lui sans pudeur, par suite de l'indifférence des magistrats chargés de l'exécution des lois.

D'autres se sont donné la tâche de moraliser le peuple des campagnes et de lui enseigner tous les devoirs qu'il a à remplir. Applaudissons à leurs efforts et souhaitons que la religion et la civilisation apportent dans les champs plus de lumières, de probité et de régularité dans les mœurs. Quant à nous, renfermé dans les limites d'un ouvrage exclusivement hygiénique, nous n'avons à nous préoccuper que de l'intérêt que doit porter l'habitant des campagnes à la conservation de sa santé. Nous revenons à notre sujet, en résumant ce que nous avons dit dans les chapitres qui précèdent.

Nous avons établi d'abord, comme proposition fondamentale et incontestable, que la plupart des affections dont nous sommes subitement atteints sont des *maladies inflammatoires*. Nous en avons tiré les conclusions suivantes relativement au traitement préparatoire auquel doivent se soumettre les malades en attendant la visite du médecin.

Quand se manifestent les symptômes précurseurs d'une maladie grave, à plus forte raison si cette maladie est franchement déclarée, on doit conseiller à celui qui en est atteint :

1° Le repos le plus absolu, non seulement de l'organe souffrant, mais encore de tout le corps. Une comparaison bien simple pourra faire sentir toute l'importance de ce conseil : supposons qu'un homme ait reçu un coup violent sur la cuisse; sous l'influence de cette contusion, le membre devient douloureux, brûlant, rouge et tendu par suite du gonflement des tissus atteints. Le repos n'est-il pas, dans ce cas, une condition essentielle de guérison? Eh bien! il en est de même pour les affections internes, c'est-à-dire pour les inflammations qui ont leur siège dans les intestins, dans la poitrine, dans la tête : l'exercice les exaspère; le repos les guérit.

2° Une diète plus ou moins rigoureuse, suivant que la maladie aura plus ou moins d'intensité. Je le dis avec conviction, l'oubli de ce précepte est une cause effrayante de mortalité, non seulement dans les campagnes, mais encore dans les villes; tellement est répandue cette erreur fatale qui consiste à croire qu'on résiste plus facilement à l'envahissement d'une maladie, lorsque l'estomac est surchargé d'aliments.

3° La privation des liqueurs alcooliques, parce que ces liqueurs ont pour effet nécessaire de précipiter la circulation du sang, d'augmenter la soif, de faire naître une chaleur brûlante dans tout le corps, d'inonder le malade de sueur, en un mot de doubler l'intensité de tous les symptômes.

4° L'usage des boissons sédatives et rafraîchissantes, dans le but d'obtenir des effets diamétralement opposés à ceux que produisent les boissons alcooliques.

5° Les personnes qui entourent les malades auront pour eux les plus grands égards, les prévenances les plus affectueuses. La médecine morale est puissante, quand elle est l'expression fidèle des sentiments du cœur, quand elle fait briller un rayon d'espérance aux yeux à demi-éteints de l'homme qui souffre ; elle est sublime quand, sur le seuil de l'éternité, elle lui crie une dernière fois : Adieu ! au revoir !

6° On placera les malades dans des appartements vastes, bien aérés, convenablement chauffés, et éloignés des matières qui pourraient y répandre une odeur nauséabonde et malsaine.

Dans cette première partie, j'ai donné quelques conseils sur les moyens hygiéniques les plus propres à combattre les maladies chroniques; et, en cela, je me suis peut-être écarté du plan que je m'étais tracé. J'ai dû en agir ainsi, parce que je sais par expérience que les malheureux qui sont atteints de ces affections font rarement appeler le médecin, et ne demandent leur guérison qu'à leurs préjugés, à des remèdes empiriques et aux charlatans. Je ne regretterai pas les digressions que j'ai faites, s'ils y trouvent quelques idées qui puissent leur être utiles.

Enfin, j'ai terminé par un chapitre où j'ai parlé des propriétés hygiéniques des bains et de la nécessité d'en faire un fréquent usage.

DE

QUELQUES MALADIES

QUI RÉCLAMENT

DES REMÈDES PROMPTS ET ÉNERGIQUES.

IIe PARTIE.

CHAPITRE Ier.

DE LA NÉCESSITÉ DE RÉCLAMER LE PLUS TÔT POSSIBLE LES SECOURS DE L'ART.

Le médecin est fort contre la maladie quand il peut, dès le principe, en étudier les premiers symptômes, en suivre les diverses phases, en noter les transformations plus ou moins nombreuses. Déterminer sa nature est pour lui une opération facile; et cette connaissance étant acquise, la seconde, celle qui est relative au traitement à suivre, arrive bientôt comme conséquence nécessaire de la première. Dès lors, il agit avec assurance, avec courage, avec énergie; et si le succès ne répond pas toujours à ses efforts, il a du moins la conscience d'avoir fait tout ce qu'il était humainement possible de faire pour sauver son malade.

Heureux les médecins qui pratiquent dans les villes! ils sont presque toujours appelés dans les circonstances les plus favorables, c'est-à-dire dès le commencement de la maladie. Dans les campagnes, au contraire, soit qu'on hésite devant une dépense qu'on espère pouvoir s'épargner, soit que les hommes, trop confiants dans un tempérament robuste, envisagent avec moins d'inquiétude le terme d'une affection envahissante, soit que les liens de famille soient tellement relâchés que la perspective de la douleur et de la mort ne trouve qu'indifférence dans les parents de ceux qui en sont menacés, soit enfin que la résidence du médecin soit à une distance telle qu'il faille plusieurs heures pour le faire prévenir, toujours est-il que, le plus souvent, il n'est appelé que lorsque la maladie a atteint son plus haut période d'intensité.

Arrivé près du malade, le médecin ne tarde pas à sentir combien sa position est difficile; il demande des renseignements sur les causes probables de la maladie, sur ses symptômes précurseurs, sur son début, sur la marche qu'elle a dû suivre pour atteindre l'état de gravité qu'elle présente : les renseignements qu'on lui donne sont toujours incomplets, très-souvent inexacts. On lui cachera avec beaucoup de soin certaines circonstances qu'il aurait le plus grand intérêt à connaître : par exemple, on ne lui dira pas qu'on a fait appeler telle commère qui *s'entend aux maladies*, ou le rhabilleur du village, ou le médecin des bêtes, ou tel médicastre qui passe pour être très-habile ; que le malade a pris des drogues à la suite desquelles il a été *très-fatigué*, ce qui ne prouve pas autre chose sinon que les drogues ont *produit leur effet*; qu'on l'a gorgé d'aliments indigestes et de boissons échauffantes; qu'on l'a *fait suer de force* en lui faisant avaler une pinte de vin chaud, en le plaçant dans une chambre chauffée à 40 degrés, et dans un lit où il était écrasé sous le poids des couvertures..... On ne dira rien de toutes ces circonstances graves; mais le médecin les devinera facilement, pour peu qu'il ait l'habitude de voir des malades dans les campagnes.

Quelquefois il est appelé trop tard : le malade est mort, mort d'une attaque d'*apoplexie*, d'*asphyxie*, de *péripneumonie aiguë*, de *péritonite*; mort, en un mot, de quelqu'une de ces affections violentes qui frappent à l'improviste et deviennent mortelles en quelques jours, en quelques heures. Combien ne doit-on pas déplorer, dans ces cas, que des secours énergiques n'aient pas été administrés? car il est certain que la plupart de ces morts promptes ou subites auraient été prévenues par un traitement convenable.

Indiquer ces maladies, en peindre les traits les plus saillants de telle manière que les personnes étrangères aux études médicales puissent les comprendre et en apprécier la gravité, faire connaître les moyens qui doivent être employés pour en conjurer la funeste issue, telle est la tâche que nous nous proposons de remplir dans cette seconde partie.

Avant d'entrer en matière, nous donnerons aux familles aisées qui habitent les campagnes, ou aux religieuses qui sont chargées d'y donner l'instruction à la jeunesse, le conseil d'avoir constamment à leur disposition une petite pharmacie dans laquelle elles trouveront d'utiles ressources, non seulement pour elles, mais encore pour les pauvres de leur voisinage. Visiter les malheureux qui souffrent, les consoler, leur fournir les moyens de calmer les douleurs qu'ils éprouvent, les sauver de la mort, ce sont là de beaux actes de charité.

Nous ferons connaître, à la fin de cette seconde partie, les substances médicamenteuses les plus usuelles qui devront composer cette pharmacie.

CHAPITRE II.

DE LA MORT APPARENTE.

Les livres, les journaux, les traditions populaires racontent un grand nombre de cas dans lesquels des apparences trompeuses en ont imposé au point de faire croire à une mort réelle, lorsqu'il n'y avait que suspension momentanée dans les phénomènes extérieurs de la vie. Des erreurs de cette nature sont déplorables; il est du devoir des médecins de chercher à les prévenir par tous les moyens possibles.

Comme ministres de la religion, quelquefois aussi comme hommes éclairés ayant des connaissances dans l'art de guérir, les prêtres sont ordinairement appelés à assister aux luttes qui s'établissent entre le principe conservateur qui réside en nous et les diverses causes de destruction qui nous assiégent de toutes parts; presque toujours ils sont témoins du dernier drame de la vie. C'est pour eux principalement que nous écrivons ce chapitre.

Quelle est la ligne fatale de démarcation entre l'existence et la mort? quels sont les signes à l'aide desquels on peut reconnaître que le corps soumis à notre examen, ou n'est plus qu'un cadavre que réclame la terre, ou renferme encore quelques étincelles de vie?

Les réflexions suivantes donneront la solution de cette question dont l'importance a été rendue incontestable par le grand nombre d'inhumations trop précipitées dont on a conservé le souvenir.

Toutes les fois que la mort survient dans un âge avancé, ou à la suite d'une maladie chronique, ou à la suite d'une autre maladie qui, sans avoir eu une aussi longue durée, a cependant suivi une marche naturelle, le doute et l'espoir ne sont plus permis : la vie est éteinte. Dans les morts subites, au contraire, qui reconnaissent pour cause une attaque d'apoplexie, ou la cessation brusque du mouvement circulatoire qui porte le sang au cerveau, ou un état d'asphyxie, il ne faut cesser d'administrer des secours énergiques aux malheureux qui paraissent privés de la vie que lorsque la réunion des signes suivants vient en démontrer l'inutilité :

1°. *Absence de la respiration*. Si la flamme d'une bougie, placée sous les ailes du nez, reste sans aucune vacillation; si la surface polie d'un miroir, portée et tenue quelques instants devant les lèvres, n'a point été ternie, on en conclura que la respiration a complétement cessé.

2° *Absence de la circulation*. Pour reconnaître et s'assurer que le sang ne circule plus dans ses canaux, il faut explorer avec soin toutes les parties du corps dans lesquelles passent de grosses artères, le poignet, le pli du coude, l'aisselle, le bas du ventre, les parties latérales du cou, les fosses temporales.

3°. *Etat général du corps*. Le cadavre est froid, immobile dans toutes ses parties et n'obéit plus qu'à son propre poids ou à des impulsions étrangères; il présente un état de flaccidité, de mollesse, ou au contraire de raideur, quelquefois tellement remarquable qu'on peut le soulever tout d'une pièce en le saisissant seulement par l'une de ses extrémités; la pointe du pied est tournée en dehors; les pupilles sont dilatées, les paupières entr'ouvertes, les yeux ternes, les joues et les tempes affaissées, la lèvre et la mâchoire inférieure pendantes.

4°. *Putréfaction*. Dans les cas ordinaires, tous

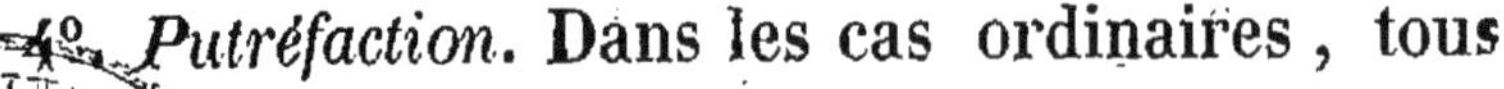

les signes que nous venons d'indiquer et de décrire ont une valeur réelle et suffisante ; dans les morts subites, ils ne peuvent que donner des présomptions plus ou moins fortes. Il faut alors, pour acquérir la certitude de la mort, un signe moins équivoque, plus certain : ce signe c'est la *putréfaction*.

L'association des éléments matériels qui entrent dans la composition de notre corps est le caractère distinctif de la vie ; la dissociation de ces mêmes éléments est le signe caractéristique de la mort. Toutes les fois que cette dissociation s'annonce par un commencement de fermentation putride, par le dégagement de gaz d'une odeur fétide, par le relâchement de toutes les parties solides, par la couleur brune ou verte de la peau, il n'y a plus à douter : la vie est éteinte sans retour. Alors, mais alors seulement, on peut porter dans leur dernière demeure ceux qui ont succombé à une mort subite.

« Toute mort subite, dit le docteur Marc, doit » en général laisser du doute sur la réalité de la » perte de l'existence ; ainsi l'absence des signes » de la vie, par l'effet de la submersion, de la » strangulation, du froid, de l'empoisonnement, » exige un surcroît de prudence et de tentatives

» pour ranimer la vie, avant de procéder à l'inhu-
» mation, et par conséquent implique la néces-
» sité de retarder celle-ci. »

A l'appui de cette vérité, nous pourrions citer un grand nombre de cas où des individus qu'on avait crus morts ont été rappelés à la vie; nous choisirons celui que Boërhaave se plaisait à citer à ses élèves. Un paysan eut l'artère axillaire coupée d'un coup de couteau; le sang coula avec tant d'abondance que le blessé tomba bientôt dans une syncope que tous les assistants crurent mortelle; le lendemain, ceux qui devaient, en vertu de l'ordonnance du magistrat, constater juridiquement la mort du blessé, lui ayant trouvé encore un peu de chaleur à la région de la poitrine, différèrent l'examen de quelques heures, quoiqu'il n'existât plus aucun indice de vie. Pendant cet intervalle, le blessé se ranima insensiblement et, contre l'attente universelle, après avoir été longtemps dans un état de très-grande faiblesse, il recouvra la santé; son bras qui ne recevait plus de sang se dessécha entièrement.

Nous rappellerons encore un fait bien singulier que l'on trouve dans la biographie de Winslow. Cet illustre anatomiste fut enseveli deux fois et revint deux fois à la vie. Convaincu par sa propre expérience des dangers d'une inhumation précipitée, il fit soutenir, en 1740, aux écoles de médecine de Paris, une thèse sur les moyens les plus propres à reconnaître et constater la réalité de la mort.

C'est peut-être ici le lieu de blâmer certaines pratiques qui sont restées parmi nous, fondées sur de vieilles et absurdes traditions. Dans quelques pays, on retire l'oreiller sur lequel repose la tête du malade, au moment où il va expirer. Cette manœuvre a pour effet immédiat et certain d'augmenter la congestion sanguine vers la poitrine et la tête et, par suite, de rendre l'agonie plus douloureuse et d'accélérer le moment fatal. Dans d'autres pays, on se hâte d'étendre les membres du moribond, de lui serrer les narines, de lui fermer la bouche et les yeux, de l'arracher de son lit pour le faire refroidir sur le sol, sur une planche, sur un peu de paille, quelque froide que soit d'ailleurs la température.... Ces usages sont tellement barbares, tellement peu en harmonie avec nos idées de civilisation et avec le respect que l'on doit aux morts, qu'on ne peut qu'approuver le parlement de Metz qui, en 1777, condamnait à trente francs d'amende ceux qui s'en rendaient coupables.

La mort apparente peut être produite par trois maladies différentes : par l'*asphyxie,* quand la respiration cesse momentanément dans les poumons; par la *syncope,* quand le cœur suspend son action sur la circulation du sang ; par l'*apoplexie*, quand la puissance innervante du cerveau est paralysée par une congestion de sang sur cet organe. Nous allons traiter séparément de chacune de ces maladies.

CHAPITRE III.

DE L'ASPHYXIE.

L'asphyxie est cet état de mort apparente et imminente, qui résulte primitivement et principalement de la suspension de la respiration.

Les causes qui peuvent arrêter la respiration sont en grand nombre ; d'après leur mode d'action, on peut ranger les asphyxies dans trois classes : 1° *Asphyxie par défaut d'air ;* 2° *Asphyxie par mauvaises qualités de l'air respiré ;* 3° *Asphyxie par non introduction de l'air dans les poumons.*

§. 1. *Asphyxie par défaut d'air.* (Submersion.)

L'air atmosphérique est l'aliment essentiel des poumons ; si cet air vient à manquer, les poumons s'affaissent, les parois de la poitrine ne font plus que des efforts incomplets de dilatation, le cerveau est frappé de stupeur, les sensations cessent, les mouvements se réduisent à des soubresauts convulsifs, la voix s'éteint, la circulation du sang s'arrête et la mort est imminente. Telle est la série des phénomènes que présente l'asphyxie par *défaut d'air;* tel est l'enchaînement des symptômes que l'on observe sur les personnes qui se noient.

Nous ne donnerons pas les idées des auteurs sur les causes immédiates, sur le mécanisme et la nature de l'asphyxie par submersion; ce serait nous éloigner de notre sujet et dépasser les bornes de cet ouvrage sans aucune utilité réelle. Il est cependant un fait sur lequel nous appellerons l'attention du lecteur, afin de détruire un préjugé fortement enraciné dans les campagnes. On a cru pendant longtemps que les noyés mouraient *étouffés* par la grande quantité d'eau qu'ils avalaient; et, pour prévenir cette suffocation, on les suspendait par les pieds; il y a là tout à la fois une erreur grave et une pratique très-dangereuse. « Personne ne croira aujourd'hui, dit Orfila, que la mort soit due à la déglutition du liquide et à son accumulation dans l'estomac. Nous ne voulons pas dire par là que celui qui se noie n'avale pas d'eau; nous verrons plus loin que cette déglutition arrive

le plus souvent; mais la quantité en est trop peu considérable pour exercer une action nuisible. »
Bichat, notre illustre compatriote, a donné la véritable explication de la mort des asphyxiés. Selon lui, et nous établirons ce fait tout à l'heure, la mort arrive parce que le sang n'a plus les qualités vivifiantes qu'il ne peut puiser que dans son contact avec l'air.

Nous arrivons au traitement de l'asphyxie par submersion.

Les indications à remplir dans les soins qu'il faut donner aux noyés sont les suivantes :

1° Les soustraire à la cause asphyxiante, et commencer le traitement sur le rivage même, si la température de l'atmosphère le permet; dans le cas contraire, les emporter dans un lieu convenable, en ayant soin de choisir le plus rapproché, afin de perdre le moins de temps possible. On devra éviter avec le plus grand soin de leur imprimer de trop fortes secousses pendant le transport; pour remplir ce but, on se servira d'une civière, d'un brancard, ou d'une voiture sur laquelle on aura étendu un matelas ou de la paille; deux ou plusieurs personnes pourront aussi les porter sur leurs bras ou mieux encor les asseoir sur leurs mains jointes.

2° Le transport effectué, on dépouillera le noyé de ses vêtements froids et humides, qu'on coupera avec des ciseaux afin d'agir avec plus de promptitude et de facilité; puis on le placera sur le côté droit, la tête légèrement élevée, dans un lit bien sec et modérément chauffé. L'appartement dans lequel on le déposera sera, si la chose est possible, vaste et bien aéré; toutes les personnes autres que celles dont la présence sera reconnue utile seront écartées. La grande affluence des assistants n'a pas seulement le grave inconvénient de nuire à la célérité et à l'exactitude des secours; elle est encore une cause d'altération de l'air qui environne le malade, et cette circonstance peut prolonger l'asphyxie.

3° Il y a toujours dans la bouche et dans les voies aériennes des noyés une certaine quantité de glaires, de mucosités et d'eau; ces matières, sans être une cause prochaine de mort, sont cependant un obstacle au rétablissement de la respiration. Il faut aller chercher les premières avec les doigts ou avec la barbe d'une plume, et placer le noyé pendant quelques instants dans une position favorable à l'écoulement du liquide. On a proposé, pour arriver au même résultat, de comprimer fortement le tronc de bas en haut, c'est-à-dire de la partie inférieure du ventre jusqu'à la partie supérieure de la poitrine; ce moyen ne doit pas être négligé : non seulement il concourra à l'expulsion des glaires et de l'eau; mais encore il pourra contribuer d'une manière très-efficace au retour de la respiration.

4° L'insufflation de l'air dans les poumons est un des moyens le plus précieux dont on puisse faire usage pour rappeler les noyés à la vie. Cette insufflation se fait, ou en collant la bouche sur la bouche de l'asphyxié, ou mieux en insinuant le tuyau d'un soufflet dans une narine, pendant qu'on tient l'autre fermée; par cette dernière voie, l'air se dirige plus sûrement vers l'ouverture des poumons. On a objecté contre l'insufflation qu'on courait le danger de rompre les vésicules pulmonaires; cette objection serait fondée si l'opération était faite avec violence et sans ménagement; pratiquée au contraire petit à petit, d'une manière intermittente comme pour imiter la respiration naturelle, l'insufflation est sans danger et présente de grands avantages. Il existe un assez grand nombre d'instruments que les médecins ont préconisés comme très-propres à pousser de l'air dans les poumons : tels sont le tube laryngier du professeur Chaussier, le soufflet apodopnique de Gorcy, etc. Nous n'avons pas à nous en occuper ici, attendu qu'ils ne peuvent être efficacement employés que par les hommes de l'art.

5° On fera des frictions avec la main seule, ou avec une brosse, ou avec une flanelle imprégnée d'une liqueur spiritueuse et excitante comme l'eau-de-vie camphrée, l'ammoniaque liquide, le vinaigre, etc. Ces frictions seront continuées pendant plusieurs heures tantôt sur l'estomac, tantôt sur le bas ventre, tantôt sur la région du cœur, et même sur toutes ces parties à la fois, si la chose est possible.

6° On trouve dans les auteurs un très-grand nombre de cas dans lesquels la seule exposition au soleil a suffi pour faire revivre les submergés. Ce résultat ne doit point étonner; car la chaleur a un double avantage: celui de réchauffer le corps des noyés refroidi par son long séjour dans l'eau, et celui d'agir comme un énergique stimulant. Pour remplir ces indications, on conseille d'appliquer des sachets de sable chaud sur le corps du malade, de le déposer sur une couche de cendres chaudes, de le couvrir d'étoffe de laine chauffée et de mettre une vessie pleine d'eau chaude sur l'estomac. Si la submersion a eu lieu dans une eau glacée, on n'appliquera la chaleur que lentement et graduellement.

7° On sait qu'au moment de la mort l'estomac et les intestins conservent encore quelque sensibilité, lorsque les autres organes du corps en sont déjà complétement privés ; on sait encore que les fonctions vitales sont tellement enchaînées et liées entr'elles que la stimulation exercée sur une seule de ces fonctions peut solliciter le réveil de toutes les autres. Sur ces deux faits est fondé le précepte de porter des *excitants* dans les voies digestives.

Le resserrement des mâchoires l'une contre l'autre et le gonflement de la langue empêchent presque toujours la déglutition et rendent impossible l'introduction des excitants par la bouche. Les tentatives que l'on ferait dans ce sens pourraient même présenter de graves dangers ; le liquide introduit dans la bouche, y séjournant, la remplirait sans pouvoir descendre dans l'estomac, tomberait dans les poumons au moment de la première inspiration, et pourrait ainsi prolonger l'asphyxie.

C'est par l'anus qu'il faut introduire les médicaments destinés à réveiller la vitalité des intestins et par suite celle des autres appareils de l'économie. On donnera d'abord un lavement d'eau tiède dans lequel on mettra un tiers de vinaigre ou quatre onces de sel de cuisine; puis on aura recours aux fumigations de tabac à l'aide de deux pipes dont les fourneaux seront opposés l'un à l'autre par leur grande ouverture; l'un des tuyaux sera introduit dans le fondement et l'opérateur soufflera dans l'autre pour forcer la fumée à se porter dans les gros intestins. Tous les auteurs s'accordent à conseiller ce moyen, et citent un grand nombre de faits dans lesquels son efficacité a été incontestable.

8° Quelques médecins prescrivent la saignée dans tous les cas d'asphyxie par submersion; d'autres la repoussent comme étant constamment nuisible. Dans cette circonstance comme dans beaucoup d'autres, la vérité n'est dans aucun de ces deux systèmes exclusifs. Il faut saigner toutes les fois que le noyé a reçu en tombant quelques fortes contusions à la tête, toutes les fois qu'il présente des signes non équivoques de congestion cérébrale, c'est-à-dire de transport de sang vers le cerveau. Ces signes sont les suivants : distension des veines du col, lividité et tuméfaction de la peau, trouble du pouls et désordre des battements du cœur chez ceux dont la respiration et la circulation ont repris leur cours, rougeur de la face, gonflement des lèvres, etc. La quantité de sang à tirer sera relative à l'intensité de ces symptômes, à la constitution de l'individu; on suspendra ou bien on réitérera la saignée, suivant que les effets en paraîtront nuisibles ou avantageux.

9° Enfin on dirigera dans le nez les vapeurs du souffre à l'aide d'allumettes enflammées, celles de l'ammoniaque, du vinaigre radical, ou de tout autre liquide spiritueux qu'on aura à sa disposition, en ayant soin d'éloigner de temps en temps ces vapeurs, soit pour éviter l'effet cautérisant de l'ammoniaque, soit pour laisser à l'air le temps de s'introduire dans les poumons. L'intérieur des narines sera irrité avec les barbes d'une plume ou avec un corps léger. On aura aussi recours aux ventouses, aux vésicatoires et à l'application de l'eau bouillante, de la pommade de Gondret (mélange d'ammoniaque et d'axonge) sur les membres inférieurs, aux lotions chaudes sur le ventre et sur la poitrine.

Tels sont les moyens dont il faut faire usage dans l'asphyxie par submersion. Il pourrait arriver, dans certains cas, que quelques-uns d'entr'eux seulement fussent suffisants pour rappeler les noyés à la vie; dans le doute, il sera toujours prudent de les employer tous.

Dans l'asphyxie par submersion, plus encore

peut-être que dans les autres, le succès dépend de la promptitude des secours ; on doit les administrer avec persévérance et le plus tôt possible, quelque peu nombreuses qu'en soient les chances. « Certains noyés, dit Orfila, n'ont donné de signes de vie qu'après plusieurs heures d'insensibilité aux divers excitants. Il ne faut pas non plus désespérer de sauver un submergé, parce qu'il a passé trop de temps sous l'eau; beaucoup d'individus ont été ramenés à la vie après une demi-heure de submersion, quelques-uns après trois quarts d'heure, d'autres après trois heures, si l'on en croit Frank; enfin Boërhaave et Tissot ont affirmé qu'on fait revivre des noyés après six heures de submersion. Morgagni cite une lettre de Langhans, publiée à Gottingue, l'an 1748, dans laquelle il est dit « qu'un homme submergé pendant environ une demi-journée recouvra bientôt la vie par le seul secours de l'esprit de sel ammoniac qu'on approcha de ses narines. »

§. II. *Asphyxie par mauvaises qualités de l'air respiré.*

Du cœur à la circonférence du corps, le sang est poussé dans des canaux qu'on appelle *artères*, et revient aux poumons, après avoir vivifié tous les organes, tous les tissus, dans d'autres canaux qu'on appelle *veines*. Pendant le premier trajet, il est rouge, écumeux, rutilant et circule par saccades intermittentes; au retour, il est noir et coule d'une manière uniforme et continue. C'est le sang *artériel* dont on explore le mouvement, quand on tâte le pouls des malades; quand on les saigne, c'est le sang *veineux* qui s'échappe par l'ouverture que l'on a pratiquée. Ainsi, lorsqu'à la suite de cette opération, on s'écrie avec étonnement, avec effroi : Comme ce sang est noir! — on ne fait que constater un fait normal.

Arrivé aux poumons, le sang noir ou veineux se trouve en contact avec l'air respiré; ce seul contact le rend rouge, écumeux, rutilant, tel qu'il était en un mot à son point de départ, tel qu'il doit être avant de rentrer dans les canaux artériels. Cette transformation du sang est nécessaire à la vie; si elle est interrompue momentanément, il y a *asphyxie;* si elle cesse sans retour, il y a mort.

Ainsi que nous l'avons dit, la coloration du sang noir en sang rouge ne peut se faire que sous l'influence de l'air atmosphérique; or, pour exécuter cette action d'une manière complète, l'air doit être pur, abondant, dégagé de miasmes et de vapeurs. A cet état, il est composé, sur 100 parties, de 79 d'azote et de 21 d'oxigène. Supposez que ces proportions soient détruites par une cause quelconque, l'air devient impropre à la respiration et l'asphyxie est imminente.

La chimie connaît vingt-cinq gaz ou fluides élastiques permanents, et de ces vingt-cinq gaz, il n'en est que deux qui puissent servir à la respiration, c'est-à-dire, convertir le sang noir en sang rouge : ce sont l'oxigène et l'azote combinés ensemble dans les proportions indiquées ci-dessus. Tous les autres peuvent produire autant d'espèces d'asphyxies. Nous ne parlerons que de celles qui se présentent le plus communément dans les campagnes.

Asphyxie par le gaz acide carbonique. Une très-grande quantité de ce gaz se dégage spontanément des cuves où l'on renferme la vendange, des brasseries où l'on fabrique la bière, et de tous les établissements où l'on fait fermenter les sucs sucrés, tirés des végétaux. Pour prévenir les dangers qu'entraîne nécessairement le dégagement du gaz acide carbonique, il faut de temps à autre établir des courants d'air dans les celliers et dans les établissements dont nous venons de parler. Si cette précaution n'a pas été prise, et que quelques personnes soient frappées d'asphyxie, il suffit le plus souvent, pour faire cesser cet état, de les exposer au grand air, de leur faire quelques aspersions froides au visage et sur le ventre, d'approcher de leur nez un linge imbibé de vinaigre ou un flacon rempli d'ammoniaque. Dans le cas où l'asphyxie ne céderait pas à ces premiers moyens, on aurait recours à ceux qui ont été conseillés pour les submergés.

On ne saurait trop blâmer l'habitude qu'ont les gens de la campagne d'entasser dans les chambres qu'ils habitent leurs provisions de pommes de terre, de choux, de raves. Si le gaz acide carbonique qui s'en dégage ne produit pas l'asphyxie, il est du moins en quantité suffisante pour vicier l'air et rendre incomplète son action sur le sang.

On doit aussi blâmer cette autre habitude qu'ils ont de se réunir en grand nombre, pendant les soirées d'hiver, autour d'un poêle qu'ils chauffent jusqu'à le faire rougir. L'air n'étant pas renouvelé, chaque personne consomme une certaine quantité d'oxigène et cède en retour par la respiration une quantité à peu près égale d'acide carbonique ; d'autres gaz non moins impropres à la respiration se dégagent du poêle par suite de la combustion du bois et du charbon, en sorte que l'air ne tarde pas à perdre une partie des qualités qui lui sont nécessaires pour convertir le sang noir en sang rouge. Ajoutez à cela que ceux qui se sont ainsi étuvés dans ces espèces de fours sont exposés, lorsqu'ils en sortent, à tous les dangers qui résultent de la transition subite du chaud au froid.

Pour faire sentir tous les inconvéniens des réunions nombreuses dans des appartements étroits et mal aérés, nous rapporterons le fait suivant qui se trouve dans presque tous les livres de médecine : « 146 personnes furent renfermées dans une chambre de vingt pieds carrés et n'ayant que deux petites fenêtres. Après six heures, 96 étaient déjà mortes ; et après douze, quand la prison fut ouverte, il n'en restait plus que 23 de vivantes, qui encore portaient peinte sur tous leurs traits l'impression de la lutte pénible qu'elles avaient supportée. »

Asphyxie par le gaz hydrogène carboné et oxigène de carbone, ou par la vapeur de charbon. Nous ne la mentionnons ici que pour mémoire, attendu que son traitement est le même que pour l'asphyxie précédente.

§ III. *Asphyxie par non introduction de l'air dans les poumons.*

Dans cette classe viennent se ranger les asphyxies par *suffocation*, résultant d'une violence exercée sur un individu dans des vues coupables, celles par *strangulation* et celles par *le froid*. Les deux premières ne réclament pas des secours autres que ceux qui ont été indiqués plus haut. Trousset trace ainsi le traitement qu'il est convenable de faire subir aux asphyxiés par le froid :

« Quelque soit le temps que l'individu a passé dans cet état, il faut lui donner des secours, puisqu'on en a vu revenir à eux au bout de vingt-quatre heures et même de deux jours. On déshabillera l'asphyxié et on étendra son corps sur une table ; puis on fera des frictions légères sur la poitrine, sur l'estomac, et de là sur les membres, d'abord avec de la neige, ensuite avec des linges imprégnés d'eau à la glace, puis avec de l'eau dégourdie, enfin avec de l'eau tiède. Si l'on n'a pas de neige, le corps sera mis dans un bain très-froid, au milieu duquel on exercera les frictions et dont on élèvera graduellement la température. On doit réchauffer le corps lentement et par degrés ; la chaleur d'un brasier ardent serait mortelle; en pénétrant trop promptement et trop vivement dans les parties, elle les désorganiserait ou du moins èteindrait ce qui leur reste de faculté pour revenir à la vie. Dès que la chaleur commence à se manifester, que les membres ont perdu de leur rigidité, on met le malade dans un lit non bassiné, et l'on fait des frictions sèches. Ce ne sera qu'après que la chaleur et la souplesse naturelle seront revenues, qu'on aura recours aux irritants indiqués pour toutes les autres asphyxies. »

Cette espèce d'asphyxie présente cela de particulier que ceux qui en sont menacés éprouvent un besoin invincible de dormir. S'ils cèdent à ce besoin, la mort ne tarde pas à les frapper. Voici un fait qui est consigné dans les écrits de Sauvages : « En 1709, l'armée française battait en retraite; le froid était extrêmement rigoureux ; engourdi, épuisé et accablé par cet état de somnolence qui précède l'asphyxie, un soldat se coucha, s'endormit et fut bientôt couvert de neige ; il allait infailliblement périr lorsqu'un de ses camarades, dans un état à peu près semblable, se jeta sur lui pour dormir aussi. La secousse réveilla le premier qui s'agita, se leva et empêcha son camarade de se livrer au sommeil ; de cette manière, ils évitèrent la mort dont ils étaient tous deux menacés. »

CHAPITRE IV.

DE LA SYNCOPE *(évanouissement)*.

Tout le monde sait que le cœur est chargé de pousser le sang vers toutes les parties de notre corps. Supposons que sous l'influence de causes quelconques cette action du cœur soit suspendue momentanément ou fortement diminuée, il en résultera une perte du sentiment ou du mouvement, une *perte de connaissance* qu'on appelle syncope.

Les douleurs aiguës, les affections morales vives, l'impression de certaines odeurs, une frayeur subite, une perte considérable de sang, telles sont les causes les plus ordinaires de cet état.

La syncope ne se présente pas toujours avec les mêmes degrés d'intensité ; quelquefois, après un instant de malaise général, de gêne dans le cœur, le malade se sent tomber peu à peu dans un état d'évanouissement incomplet ; la vue s'obscurcit ; des sifflements, des bourdonnements se font entendre à ses oreilles ; il lui semble qu'un nuage s'épaissit autour de lui, ou qu'il est plongé dans une profonde obscurité. Il entend encore, mais d'une manière vague et confuse ; la respiration et la circulation se laissent encore apercevoir, mais considérablement affaiblies.

Pour faire cesser cet évanouissement, il suffit d'exposer les malades au grand air et de leur faire quelques aspersions d'eau froide au visage.

D'autres fois la syncope offre plus de gravité : la perte de connaissance est subite, instantanée ; la figure est pâle, couverte d'une sueur froide ; le pouls devient insensible ; la respiration cesse; tous les sens meurent aux impressions extérieures ; et si ce n'était les rares pulsations que l'on distingue encore dans le cœur et la possibilité de faire disparaître cet ensemble de phénomènes, cet état serait l'image fidèle de la mort. Dans ces cas, indépendamment des moyens qui ont été indiqués pour la syncope incomplète, il faudra d'abord desserrer les vêtements du malade, sa cravate surtout, dans le but de rétablir le mouvement circulatoire du sang vers la tête ; on lui fera respirer avec prudence les vapeurs de vinaigre, d'eau de Cologne ou d'ammoniaque. Si la syncope se prolonge, on aura recours aux frictions, aux sinapismes, aux lavements irritants, en un mot à tous les moyens que nous avons conseillés pour les asphyxies.

CHAPITRE V.

DE L'APOPLEXIE.

Nous avons expliqué la *syncope* par la suspension passagère des mouvements du cœur. Maintenant supposons au contraire que cette action soit énergique, violente, que le sang se porte avec impétuosité vers la tête, que les canaux dans lesquels il se précipite soient dilatés, distendus outre mesure........ un ou plusieurs de ces canaux peuvent se rompre, une hémorragie avoir lieu autour ou dans la substance du cerveau lui-même, et le malade tomber frappé d'*apoplexie*. Nous pouvons donc définir l'*apoplexie* une *hémorragie du cerveau par rupture des vaisseaux dans lesquels circule le sang*.

Quelles sont les conditions d'âge, de tempérament, de régime et de climat qui prédisposent à cette maladie?

« On devient apoplectique par l'âge, principalement de quarante à soixante-et-dix ans. » *(Hippocrate.)* Le relevé suivant fait par Rochoux peut confirmer la vérité de cet aphorisme d'Hippocrate :

Apoplectiques.........		63
Apoplectiques	de 20 à 30 ans.....	2
Idem	de 30 à 40 ans.....	8
Idem	de 40 à 50 ans.....	7
Idem	de 50 à 60 ans.....	10
Idem	de 60 à 70 ans.....	23
Idem	de 70 à 80 ans.....	12
Idem	de 80 à 90 ans.....	1
	TOTAL.......	63

Un tempérament sanguin, un col court, une tête volumineuse, un embonpoint extraordinaire, sont encore des causes qui disposent à l'apoplexie. Cette maladie est plus commune en hiver et dans les saisons pluvieuses que dans les saisons sèches et chaudes. Elle attaque de préférence les personnes sédentaires, celles qui recherchent les plaisirs de la table, celles surtout qui font un usage immodéré de liqueurs alcooliques. « Souvent la gourmandise et l'ivrognerie produisent cette maladie. » *(Arétée.)* « Il y a plus de moines et de financiers apoplectiques que de paysans. » (*Ponsart.*) « Une vie molle et oisive qui n'est animée par aucun exercice conduit souvent à l'apoplexie » (*Hoffmann.*)

Les *causes efficientes* de l'apoplexie sont l'indigestion, les émotions vives, le *mal caduc*, la grossesse, les efforts de l'accouchement, une subite et forte impression de froid, l'insolation, des contusions à la tête.

Le plus souvent, on peut prévoir, d'après les signes suivants, qu'on est menacé d'une attaque d'apoplexie plus ou moins prochaine : le soir en se couchant et le matin au sortir du lit, les artères des tempes battent avec force, la face est tuméfiée, le blanc des yeux injecté de vaisseaux rouges ; la tête douloureuse, pesante, étourdie, prise de vertiges ; la mémoire s'affaiblit; des bruits inaccoutumés se font entendre aux oreilles ; les mouvements deviennent difficiles dans certains membres, quelquefois dans tous ; la parole est embarrassée ; enfin, il y a assoupissement, tendance au sommeil plus que de coutume.

Lorsque ces symptômes précurseurs ont duré plus ou moins longtemps, une des *causes efficientes* dont nous avons parlé plus haut provoque une perturbation brusque dans la circulation et détermine un transport de sang vers la tête... Alors l'individu tombe tout à coup *sans connaissance et sans mouvement*; comme dans la syncope, les sens sont dans un état de torpeur plus ou moins complète ; la face est rouge ou livide ; quelquefois, quoique plus rarement, elle est d'une pâleur cadavéreuse ; le malade paraît plongé dans un sommeil profond ; les yeux semblent sortir de leur orbite ; ils sont fixes et à demi ouverts ; la respiration est difficile et s'exécute avec un sifflement semblable à celui que font certaines personnes en *fumant une pipe* ; le pouls est fort, plein et dur, ce qui doit faire craindre la continuation ou le retour de l'hémorragie ; quelquefois il est petit et très-faible, ce qui indique que l'épanchement est considérable et mortel ; il s'écoule de la bouche une mucosité écumeuse ; l'une des commissures des lèvres et le côté correspondant de la figure sont tirés en dehors et en bas.

L'attaque d'apoplexie la plus grave est le type que nous avons choisi pour tracer le tableau qui précède ; bien souvent l'apoplectique n'éprouve qu'un étourdissement, une perte momentanée de connaissance ; après quoi on observe un affaiblissement de certaines parties, la paralysie d'un côté de la face, d'un ou deux membres d'un côté du corps, une diminution de sensibilité dans la peau de ces parties.

L'apoplexie est toujours une maladie extrêmement grave ; « il est impossible, dit Hippocrate, » de guérir une forte apoplexie, et difficile d'en » guérir une faible. »

A son plus haut degré d'intensité, elle est dite *foudroyante*, et les malades qui en sont frappés succombent ordinairement de la troisième à la vingt-quatrième heure. Quand elle ne se termine pas par la mort, il est rare que le retour à la santé soit franc, complet, et ne laisse aucune inquiétude sur une rechute ; très-souvent ceux qui ont survécu à l'attaque conservent une paralysie ou une faiblesse plus ou moins grande des membres affectés, faiblesse à laquelle se joignent un sentiment d'engourdissement et une obtusion remarquable du tact ; toujours ils doivent redouter le retour de la maladie.

Les médecins avaient autrefois sur le traitement de l'apoplexie les idées les plus absurdes : l'un conseillait de secouer fortement les malades, en ayant soin de leur donner, à de rares intervalles, quelques instants de repos ; un autre conseillait d'exercer une forte constriction sur les membres inférieurs afin d'empêcher le sang de remonter à la tête ; un troisième proposait le trépan ; un quatrième, l'esprit de crâne humain ; un cinquième, des os de suppliciés portés dans un sac sur le membre paralysé !..... Je doute qu'aucun médecin voulût aujourd'hui ordonner, sous sa responsabilité, ces pratiques dangereuses ou stupides, et je ne les aurais pas rappelées, s'il ne se rencontrait encore, dans les campagnes, des gens qui croient à l'efficacité de la ligature des membres, des secousses imprimées aux malades, etc.

Quand un individu est frappé d'apoplexie, le premier soin des personnes qui l'entourent doit être de le dépouiller de ses vêtements, ou du moins de les disposer de manière à ce qu'ils ne compriment aucune partie de la tête, du col ou du tronc ; ce qu'on tâchera d'exécuter en imprimant le moins de mouvement possible. Le malade sera ensuite porté dans un large fauteuil ou sur un lit, et placé dans une position telle que le tronc soit plus élevé que les jambes, la tête plus élevée que le tronc. Comme dans les cas d'asphyxie et de syncope, on éloignera l'affluence des assistants ; et si la température est chaude, on établira des courants d'air frais, en ouvrant une ou plusieurs fenêtres. Des compresses trempées dans l'eau froide ou vinaigrée, une vessie remplie de glace pilée, seront appliquées sur la tête et fréquemment renouvelées ; leur action sera encore favorisée par des fomentations chaudes sur les jambes.

Immédiatement après les premiers soins, on aura recours aux saignées générales qui sont, sans contredit, le moyen le plus efficace que nous puissions opposer à l'hémorragie du cerveau. Rochoux dit avec raison que les saignées trop copieuses sont nuisibles, qu'elles jettent les malades dans une prostration dont ils ont peine à se relever, qu'on doit en mesurer la quantité sur la gravité des symptômes et la force du sujet, et qu'il convient rarement d'en faire plus de trois ou quatre, de deux ou tout au plus de trois palettes chaque. Si le malade est maigre et d'une constitution peu forte, si la face est pâle, le pouls faible, irrégulier, on se bornera à une seule saignée, on appliquera quinze ou vingt sangsues au cou et derrière les oreilles, et l'on attendra que le médecin vienne décider lui-même s'il faut revenir aux évacuations sanguines ou les abandonner. Enfin si l'apoplectique était très-faible et très-âgé, on ne ferait ni saignées ni application de sangsues ; on s'en tiendrait aux fomentations froides sur la tête et aux autres moyens que nous allons indiquer.

Le plus grand nombre des apoplectiques ont été

dans leur jeune âge ou sont encore sujets aux hémorragies nasales, à un flux hémorroïdal ; ce fait présente une indication bien précieuse, celle de provoquer, au moment de l'attaque, une hémorragie de cette nature. On obtient souvent ce résultat par l'application d'une sangsue dans chacune des deux narines, ou d'une certaine quantité à l'anus.

On donnera au malade, de deux en deux heures, un *lavement* purgatif composé d'une grande quantité d'*huile d'olives* ou de *beurre frais* et d'une bonne cuillerée de *sel commun*. Si les lavements ne suffisent pas pour amener des évacuations, on pourra y ajouter deux onces de *sulfate de magnésie* (sel de Glauber).

Aussitôt que la déglutition sera possible, on fera prendre une boisson froide, *délayante et relâchante*, comme une décoction de tamarin et de réglisse, du petit lait dans lequel on aura fait dissoudre de la crême de tartre à la dose de deux onces par pinte de liquide, de la tisane d'orge et de chiendent (Gremont), etc.

Il faudra dans presque tous les cas s'abstenir de provoquer les vomissements par des remèdes violents. Les vomissements sont difficilement obtenus, et alors les doses trop fortes d'émétique qu'on donne dans cette intention déterminent l'inflammation de l'estomac et une irritation générale. On ne devrait admettre d'exception à cette règle que dans les cas où il faudrait, de toute nécessité, débarrasser l'estomac de substances qui, par leur présence, aggraveraient l'état apoplectique, comme lorsque l'apoplexie survient après un repas copieux ; encore serait-il utile de faire précéder l'ingestion de l'émétique par la saignée qui diminuerait les dangers de la congestion cérébrale et favoriserait les vomissements ; l'émétique, dans ces cas, serait administré à la dose de deux grains dans une demi-pinte d'eau tiède qu'on ferait boire au malade par quart de verre de dix en dix minutes.

« Les vomitifs, dit Lieutaud, qu'on donne si familièrement, sont suspects, et peut-être ferait-on mieux de les bannir absolument, ou de ne les faire prendre qu'après avoir ouvert les premières voies par des lavements purgatifs. »

Les médecins conseillent encore la moutarde aux pieds, les vésicatoires aux jambes, les ventouses, les frictions irritantes sur les membres *inférieurs* ; ces moyens ne seront employés qu'avec prudence et ménagement, attendu qu'ils ont pour effet certain d'augmenter l'état de fièvre et de surexcitation générale dans lequel se trouvent ces malades ; on devra même s'en abstenir tout à fait, quand la face sera rouge et tuméfiée, le pouls dur et fort, en un mot quand les symptômes de congestion et d'irritation seront très-intenses.

On a l'habitude, dans les campagnes, de donner aux apoplectiques des liqueurs spiritueuses et de leur faire respirer des odeurs fortes ; ces usages sont pernicieux ; ils donnent plus de force au mouvement de fluxion qui se fait vers la tête, augmentent la fièvre générale et rendent ainsi la guérison plus douteuse, plus difficile.

Les personnes qui ont des prédispositions à l'apoplexie, celles à plus forte raison qui ont déjà eu des attaques de cette maladie doivent conjurer les dangers dont elles sont menacées par les *saignées*, par les *laxatifs*, par un *exercice modéré* et par un *régime convenable*.

Les saignées, faites à propos et avec modération, combattent d'une manière avantageuse les prédispositions à l'apoplexie. Cependant, comme la saignée préservative entraîne toujours après elle de graves inconvénients, nous pensons qu'il sera toujours utile de consulter un médecin avant de la pratiquer. Il n'en est pas de même des applications de sangsues faites à l'anus, et renouvelées à des intervalles plus ou moins rapprochés ; ces applications n'exposent à aucun danger et peuvent devenir très-utiles, soit en diminuant la masse du sang, soit en lui imprimant une direction opposée à celle qu'il suit pour se répandre dans le cerveau, soit en lui créant, loin de la tête, un centre de fluxion et d'écoulement dans les vaisseaux hémorroïdaux.

Comme obstacle à la circulation du sang, la constipation peut à la longue produire une attaque d'apoplexie. Il est donc important d'entretenir la liberté du ventre par l'usage du petit lait ou par des prises légèrement purgatives. Entre les diverses préparations de ce genre, on peut choisir la suivante dont un médecin assure avoir retiré de très-bons effets :

Crême de tartre soluble,	1 once.
Tartre stibié,	2 grains.

Mêlez et divisez en douze parties égales; on prend un de ces paquets tous les matins dans un demi-verre d'eau sucrée. Quand la dose est épuisée, on recommence.

Une vie sédentaire, oiseuse et inoccupée peut donner lieu à une infinité de maladies; au contraire, le bonheur, la santé et la vie sont dans le travail, l'exercice et le mouvement. Aux personnes menacées d'apoplexie, conseillez, conseillez toujours un exercice modéré qui n'aille pas jusqu'à la fatigue. Le régime de ces personnes sera frugal, d'une digestion facile, et choisi principalement dans le règne végétal. Une recommandation très-importante à leur faire est de ne pas se surcharger l'estomac d'aliments avant de se coucher.

« Je ne saurais trop le répéter, dit Lancisi, on cherche en vain des préservatifs dans les médicaments, quand on néglige les règles d'une sage hygiène. Tous les autres secours de la médecine sont trompeurs ; un seul est efficace dans tous les temps et dans toutes les circonstances. On le trouve dans un régime de vie sagement ordonné et dans un heureux calme de l'âme, que ne troublent ni les succès ni les revers. »

« Tant que des expériences exactes ne nous auront rien appris de plus que ce que nous savons sur les propriétés de tels ou tels médicaments, ce qu'il y aura de mieux à faire pour prévenir l'apoplexie, ou toute autre affection, sera un usage bien entendu de l'hygiène. » *(Rochoux.)*

CHAPITRE VI.

DU CHAUD ET DU FROID EN GÉNÉRAL.

Dans les pays de montagnes, la marche est difficile à raison des montées, des descentes et du mauvais état des chemins; les variations de température sont fréquentes et brusques; les accidents de terrain vous exposent, ici à une chaleur brûlante, là au contact glacé des vents du nord; les nuits d'automne et de printemps sont froides, tandis que les rayons du soleil, concentrés et réunis en faisceaux par la réflexion des montagnes, des rochers et des collines, tombent en gerbes de feu sur les vallées. Dans ces pays, le corps de l'homme doit être souvent transi de froid, souvent inondé de sueur; et ces transitions d'une température chaude à une température froide doivent donner lieu à un grand nombre de maladies graves.

Comme si ce n'était pas assez de ces causes de maladies, les habitants des campagnes prennent à tâche de les multiplier encore par les imprudences les plus blâmables. Les uns, pendant les plus fortes chaleurs de l'été, se couchent sur la terre humide, sur la mousse, à l'ombre des arbres; d'autres vont se désaltérer à des sources dont l'eau est comme frappée de glace; tous, au retour des champs, après une journée pénible et une abondante transpiration, s'en reviennent le corps à demi-nu, sans s'inquiéter le moins du monde des dangers que leur fait courir la fraîcheur du soir.

Chose singulière! si leurs chevaux ou leurs bêtes à cornes ont chaud, ils se gardent bien de leur donner de l'eau froide ou de les laisser se reposer sur un sol humide; pourquoi ne prennent-ils pas pour eux les mêmes précautions? c'est que, quelqu'incroyable que cela soit, ils attachent plus de prix à la santé de leurs animaux qu'à leur propre santé.

En tenant compte de l'influence du climat, de la nature des travaux auxquels se livrent les laboureurs, et de l'insouciance avec laquelle ils affrontent les maladies, peut-on s'étonner de les voir si souvent en proie aux rhumatismes, aux rhumes, aux fluxions de poitrine, aux inflammations des intestins, en un mot à toutes les maladies dont la cause la plus commune est une *transpiration arrêtée ?*

Dans les pays plus chauds où l'on cultive la vigne, d'autres imprudences viennent s'ajouter encore à celles que nous venons de signaler. Croirait-on que quatre litres de vin pur sont à peine, pendant les travaux de la campagne, une ration suffisante pour la journée de chaque ouvrier? Echauffés par ces boissons, par un travail pénible et par les rayons du soleil, leur corps se présente ouvert à toutes les causes de maladies, mais surtout au *chaud et froid* qui les tue ou ne leur laisse un peu de vie qu'avec une constitution usée à tout jamais.

Cette influence des liqueurs alcooliques sur la constitution est un fait facile à vérifier dans les cantons qui sont en partie vinicoles, en partie montagnards. A l'époque où les jeunes gens se réunissent pour satisfaire à la loi sur le recrutement, on distingue au premier coup-d'œil ceux qui appartiennent à la montagne de ceux qui cultivent la vigne; les premiers marchent avec assurance, portent la tête droite et font ressortir tous les avantages d'une taille haute, d'une large poitrine et d'une constitution robuste; les autres, petits, chétifs, courbés, jaunis par les maladies et les débauches, ne sont que des enfants décrépits en présence de leurs vigoureux camarades. Combien leur santé serait plus forte si, au lieu de cette effrayante consommation de vin, ils faisaient souvent usage d'un mélange composé de parties égales d'eau et de vin, ou d'une pinte d'eau et d'un demi-verre de vinaigre, ou de jus de groseilles, de raisins encore verts, de cerises et autres fruits acidules? Ces boissons rafraîchissent, soutiennent les forces et éloignent les conditions dans lesquelles se développe l'inflammation.

Il arrive souvent que le *chaud et froid* ne produit qu'une indisposition passagère, un mal de tête plus ou moins douloureux, un enrouement, un rhume peu intense, un état de malaise et de courbature dans les membres, un embarras bilieux dans les premières voies, embarras qui indique sa présence par la diminution de l'appétit, par un enduit jaunâtre sur la langue, par le mauvais goût de la bouche, par des nausées et des envies de vomir, ou par des vomissements. Pour faire cesser ces indispositions, quelquefois pour prévenir une maladie dangereuse, il suffit presque toujours de prendre des vêtements un peu plus chauds, de manger beaucoup moins qu'à l'ordinaire, de se mettre à l'usage du petit lait, ou du lait de beurre, ou de quelque boisson rafraîchissante et légèrement sudorifique, comme la suivante :

Mettez une poignée de fleurs de sureau dans un pot de terre, ou une pincée de fleurs de violette et de guimauve ; ajoutez-y deux onces de miel ; versez sur le tout un litre d'eau bouillante ; un quart-d'heure après, passez à travers un linge et buvez par demi-verre d'heure en heure. Cette boisson si simple produira toujours les meilleurs effets ; les boissons échauffantes dont on fait généralement usage aggravent l'indisposition, en font une maladie sérieuse et la rendent souvent incurable.

Quelquefois aussi il arrive que des maladies graves et sérieuses éclatent à la suite du *chaud et froid*. Ces maladies trouveront leur place dans les chapitres suivants.

CHAPITRE VII.

DES AFFECTIONS GRAVES DE LA POITRINE ET DES SOINS PRÉPARATOIRES QU'IL FAUT DONNER A CEUX QUI EN SONT ATTEINTS.

Il est des personnes qui ont des prédispositions fâcheuses aux affections de la poitrine ; ce sont celles dont les parents sont morts phthisiques, celles dont la poitrine est frêle, délicate, aplatie et resserrée sur elle-même ; celles qui sont sujettes à s'enrhumer sous l'influence des causes les plus légères ; celles qui ont quelquefois craché du sang ; celles dont la respiration est difficile ; celles surtout qui ont été atteintes une ou plusieurs fois des maladies graves dont nous allons parler. On ne saurait trop conseiller à ces personnes d'éviter le froid, l'humidité, les exercices violents ; de n'user qu'avec beaucoup de modération des liqueurs alcooliques ; de s'abstenir des plaisirs qui ébranlent trop fortement le système nerveux ; en un mot, de suivre avec une scrupuleuse exactitude les prescriptions de l'hygiène.

Les maladies de la poitrine qui réclament des secours prompts et énergiques sont en grand nombre ; nous les ferons connaître d'une manière générale, en indiquant les symptômes qui leur sont communs ; nous terminerons en exposant les soins préparatoires qu'il faut donner aux malades, *en attendant la visite du médecin*. La même méthode sera suivie pour les affections graves du *ventre*, de la *tête* et de la *peau*.

La suppression brusque de la sueur ou de quelque exutoire habituel, le sommeil au grand air et sur un terrain humide, les bains froids, la rentrée subite de la gale, de la rougeole, de la petite vérole et des autres éruptions de la peau ; l'oubli de se conformer à la pernicieuse habitude qu'ont quelques personnes de se faire saigner à certaines époques de l'année ; l'usage immodéré du vin, du café et de l'eau-de-vie ; la course, la lutte, les contusions : telles sont les causes les plus communes des maladies graves de la poitrine.

Ces maladies débutent ordinairement par un frisson ou impression de froid qui dure plus ou moins longtemps et se fait sentir par tout le corps ou dans une partie du corps seulement. La respiration devient difficile; la toux se déclare, quelquefois humide, mais le plus souvent sèche et douloureuse; le malade se plaint d'avoir mal à la tête, d'être oppressé, d'avoir les *membres brisés;* l'anxiété qu'il éprouve se peint dans ses yeux qui deviennent rouges, brillants, injectés, et dont l'expression prend un caractère inquiet et hagard; sa figure, pâle pendant le frisson, se colore fortement immédiatement après; le pouls est dur, précipité, régulier quand la maladie n'est pas très-grave, irrégulier dans le cas contraire; la bouche est sèche, l'haleine chaude, les urines peu abondantes et rouges, la peau brûlante; ordinairement le malade ne peut pas supporter d'être couché sur l'un des deux côtés; il préfère se coucher sur le dos ou rester assis sur son lit. Il est en proie à une incessante insomnie, et, s'il peut dormir quelques instants, son sommeil est troublé par des rêves pénibles; quelquefois même il tombe, dès le début de la maladie, dans un délire continuel.

Deux autres symptômes caractéristiques des affections de la poitrine ne tardent pas à venir se joindre à ceux que nous avons décrits : 1° les crachats sont traversés par des *stries de sang* ou tellement imprégnés de ce fluide qu'ils prennent un aspect de rouille; 2° le malade éprouve une douleur violente et pongitive dans l'un des côtés de la poitrine, très-rarement dans les deux côtés à la fois (c'est ce qu'on appelle vulgairement *point de côté*). Quelquefois la douleur s'étend jusque vers *l'épine du dos*, quelquefois jusque vers le devant de la poitrine, et d'autres fois aussi jusque vers les épaules. Cette douleur est en général plus aiguë dans le moment où le malade fait le mouvement d'*inspiration* et lorsqu'il tousse.

En somme, *l'oppression, la toux, le point de côté, les crachats sanguinolents*, tels sont les signes auxquels vous reconnaîtrez, sans crainte d'erreur, une maladie grave et aiguë de la poitrine. Que cette maladie soit une *pleurésie*, ou une *pneumonie*, ou une *pleuro-pneumonie*, etc., peu vous importe; l'essentiel, c'est que vous puissiez apprécier facilement et sans hésitation les dangers qui menacent le malade, la nécessité d'appeler les secours de l'art, et les indications que vous aurez à remplir en attendant l'arrivée du médecin.

Les préceptes que nous avons donnés, dans la première partie de ce livre, relativement aux maladies aiguës en général, doivent être appliqués aux maladies graves de la poitrine. Nous allons les rappeler sommairement et faire connaître ceux que ces maladies réclament d'une manière spéciale :

1° Le repos, 2° la diète, 3° placer le malade dans un appartement qui réunisse, autant que possible, les conditions de salubrité que nous avons indiquées ; 4° ne donner au malade ni vin, ni eau-de-vie, ni liqueurs d'aucune espèce ; 5° combattre le froid par des boissons chaudes, par des couvertures en nombre d'autant plus grand que le frisson aura plus d'intensité, par des frictions sèches pratiquées sur les membres, par des vases de grès remplis d'eau bouillante ; puis, quand la période de froid aura cessé, modifier ces moyens, les relâcher graduellement de manière à ne pas ajouter encore par leur emploi à la chaleur brûlante qui va nécessairement succéder au frisson. Nous avons dit que les affections aiguës de la poitrine étaient souvent accompagnées de délire, c'est-à-dire de réaction inflammatoire sur le cerveau ; tous les médecins s'accordent à reconnaître que cette complication est due, dans la majorité des cas, à l'habitude funeste que l'on a de faire boire des spiritueux aux malades, de les étuver sous le poids de leurs couvertures, en un mot d'employer les moyens les plus violents, pour provoquer une sueur abondante et instantanée. La seule indication à remplir est celle-ci : *faire cesser le frisson et maintenir le malade, autant que possible, dans un état de douce chaleur.*

6° On choisira, parmi les tisanes suivantes, celles qui conviendront le mieux au goût du malade, ou celle qu'il sera le plus facile de faire, ou mieux encore on donnera tantôt de l'une tantôt de l'autre.

Thé, un gros,
Eau bouillante, deux livres,

à prendre par quart de verre de dix en dix minutes. Cette boisson sera surtout indiquée si les malades ont fait un repas copieux peu d'heures avant l'envahissement de la maladie. Dans tous les cas, il faudra la supprimer aussitôt que le frisson aura cessé.

Gomme arabique, une once,
Eau, deux livres,

faites bouillir pendant un quart d'heure au moins, et ajoutez une quantité suffisante de sucre ou de miel.

Racines de guimauve, une once,
Eau, deux livres,

faites bouillir et donnez par tasse.

Fleurs de bourrache et de guimauve, une ou deux pincées,
Eau bouillante, deux livres,

laissez infuser pendant un quart d'heure, et donnez comme les précédentes.

Graines de lin, un demi-gros,
Eau, deux livres,

faites bouillir et passez à travers un linge.

Toutes ces substances sont éminemment émollientes; on pourra les combiner ensemble de différentes manières. Quelle que soit la boisson que le malade aura choisie, il ne faudra pas qu'il la prenne en trop grande quantité à la fois. Il faudra, au contraire, qu'il ne boive en quelque sorte que par gorgées, mais souvent, de manière à avoir toujours la bouche humectée.

7° Pour peu que les *symptômes caractéristiques* des affections de la poitrine présentent d'intensité, il faudra pratiquer une large saignée aussitôt que la chaleur commencera à renaître. Cette saignée sera de douze ou seize onces sur un sujet vigoureux, moins copieuse si le malade est peu robuste; dans tous les cas, on aura présente à la pensée cette vérité qu'une forte saignée, au début, est infiniment plus avantageuse que de petites saignées, répétées plusieurs fois dans le cours de la maladie.

8°. Immédiatement après la saignée, s'il n'y a pas amélioration dans l'état du malade, si le point de côté persiste, si le pouls se conserve dur et précipité, si la fièvre générale est toujours intense, on devra appliquer dix, quinze, vingt ou trente sangsues, suivant la constitution du malade et la violence de la maladie, sur la partie de la poitrine qui sera le siége du *point de côté.*

9° On pourra recourir aux lavements faits avec une décoction de graines de lin et de mauves, aux cataplasmes de farine de lin sur la poitrine, et à la vapeur d'eau bouillante qu'on fera respirer aux malades, à l'aide d'un vase rempli de cette eau ou d'un linge qui en sera imprégné.

Tel est le traitement général et préparatoire qui peut convenir à toutes les maladies aiguës de la poitrine. Maintenant nous ferons observer que ces maladies sont de différentes espèces, qu'elles réclament toutes un choix de médicaments appropriés aux symptômes particuliers qui les caractérisent; qu'ainsi l'attention des hommes de l'art doit se diriger sur tel ou tel moyen, selon que l'affection a son siége dans les poumons, ou dans leurs enveloppes membraneuses, ou dans le cœur, selon qu'elle est accompagnée d'une irritation de l'estomac ou des intestins, selon qu'elle est liée à un état de trouble du cerveau, etc., etc. Déterminer ainsi la nature spéciale de la maladie, la dégager de ses complications et fixer d'une manière rationnelle le traitement à lui opposer, cette tâche ne peut appartenir qu'au médecin. Ce dernier sera donc appelé le plus tôt possible. En attendant sa visite, si vous avez suivi avec exactitude les conseils que nous venons de tracer, vous l'aurez mis dans les conditions les plus favorables pour sauver le malade.

Les applications de sangsues sont indiquées, non seulement dans les maladies de la poitrine, mais encore dans un grand nombre d'autres affections. Nous croyons devoir faire connaître ici les règles aussi simples que faciles qui ont été prescrites par Alibert pour cette opération.

Les sangsues s'attachent d'autant plus aisément à la peau qu'elles sont plus affamées; dès qu'on les aura choisies, on les mettra à sec dans un verre pendant quelque temps, afin de les rendre plus ardentes à la succion. Quelquefois, elles paraissent engourdies et sans forces; on excite alors leur avidité en appelant le sang à la surface de la peau par des frictions réitérées, en humectant la partie que l'on veut faire mordre ou avec du sang, ou avec du lait, ou avec de l'eau sucrée. Il est des personnes qui prennent un bain avant l'application des sangsues; ce qu'il y a de positif, c'est qu'alors elles attaquent la peau avec plus de promptitude et de facilité.

Dès qu'une fois elles sont attachées, il faut craindre de ralentir leur ardeur, et n'exercer sur elles aucun attouchement qui les irrite. Il est convenable de déterminer le nombre des sangsues nécessaires pour obtenir une certaine quantité de sang; or une sangsue de grandeur ordinaire peut tirer environ une once de ce liquide.

Lorsque les sangsues sont saturées, elles tombent d'elles-mêmes; il serait imprudent de les arracher avec violence; car il pourrait en résulter une blessure difficile à guérir. Il vaut mieux les laisser jusqu'au point où elles sont entièrement rassasiées, à moins que la faiblesse du malade ne le permette pas. D'ailleurs, un peu de sel mis sur le dos de ces annélides suffit pour les faire tomber. Lorsque les sangsues ont abandonné la place qu'elles occupaient, on peut entretenir plus ou moins l'écoulement du sang, si le cas l'exige, en dirigeant de la vapeur de guimauve vers la partie affectée, ou en la couvrant d'un cataplasme de farine de lin; dans le cas contraire, on arrête l'écoulement du sang avec du vinaigre ou avec de l'alcool, ou avec un morceau d'agaric (amadou), ou avec du linge brûlé.

Pour faciliter la succion, on met les sangsues dans un verre ou dans un linge qu'on renverse ensuite sur la partie d'où l'on se propose d'extraire le sang.

Souvent il arrive que le sang coule avec trop d'abondance chez les enfants, et qu'on ne peut l'arrêter par le simple tamponnement. Alors il faut pincer la peau avec deux doigts, faire saillir le fond de la piqûre, pour la cautériser avec un morceau de pierre infernale affilé à cet effet, ou, si l'on en manque, avec une tige de fer rougie à blanc. On peut encore remplir la même indication en appliquant une cuillère d'argent préalablement chauffée sur un morceau d'agaric que l'on place sur l'ouverture de la piqûre; la chaleur coagule le sang qui s'échappe et forme un caillot qui arrête son écoulement. Enfin on peut établir une compression à l'aide d'une petite tige de bois fendu, qui, faisant l'office d'une pince, oblitère complètement l'ouverture du vaisseau.

CHAPITRE VIII.

DES AFFECTIONS GRAVES DU VENTRE ET DES SOINS PRÉPARATOIRES QU'IL FAUT DONNER A CEUX QUI EN SONT ATTEINTS.

—

Les boissons échauffantes, les affections morales tristes, une nourriture malsaine, la soif, la faim, la chaleur, le froid, l'humidité, les contusions, les émanations méphitiques, telles sont les causes qu'on assigne généralement aux maladies graves de l'estomac et des intestins. Ces causes ne produisent pas toujours un effet subit, violent, instantané; le plus souvent elles déposent sur les parois du canal digestif un germe d'inflammation qui s'accroît lentement, gagne insensiblement les parties voisines, et finit, après plusieurs années d'une action latente et non interrompue, par altérer et perforer les membranes des intestins.

« Une digestion mal élaborée, dit Rostan, est le premier symptôme de cette irritation. Que sera-ce si ces mauvaises digestions se répètent tous les jours? Les viscères et toutes les parties du corps ne seront plus entretenues que par un sang peu réparateur, s'altèreront dans leurs tissus, et conséquemment dans leurs fonctions. Mais ces digestions auront pour effet particulier de détériorer l'organe principal dans lequel elles s'opèrent ; l'estomac et les intestins se fatigueront, et de nouveaux excitants deviendront de jour en jour plus nécessaires; de là les embarras gastriques, les irritations, les inflammations aiguës et chroniques, les squirrhes, les cancers, etc., et toutes les maladies si fréquentes de ces viscères. »

Nous donnons dans ce moment des soins à un homme dont la constitution athlétique offrait autrefois la beauté la plus parfaite des formes, des proportions et de la force. Cet homme, s'il eût été sobre et libre des préoccupations qu'entraînent nécessairement des affaires en mauvais état, était destiné à vivre un siècle et à jouir longtemps d'une santé florissante. Aujourd'hui, à peine arrivé à sa cinquantième année, il est vieux, faible, décrépit, et en proie à une affection incurable de l'estomac. A vingt-cinq ans, il ne revenait jamais des villes voisines où il suivait les marchés de toutes les semaines, sans avoir bu pour sa part cinq ou six bouteilles de vin ; à trente ans, il ajoutait au vin cinq ou six tasses de café et autant de verres d'eau-de-vie ; à trente-cinq, il avait senti le besoin de doubler la dose des liqueurs fortes, et de diminuer de moitié la quantité d'aliments solides qu'il prenait auparavant ; à quarante ans, les digestions étaient laborieuses, l'appétit presque nul, la soif toujours plus ardente, les forces épuisées, l'embonpoint perdu ; il avait la bouche habituellement sèche et mauvaise ; sa tête était lourde ; il vomissait souvent, expectorait tous les matins une grande quantité de glaires et ne sortait d'un état d'abattement moral que lorsque le vin et l'eau-de-vie lui rendaient, pour quelques instants, une énergie factice et fiévreuse. Maintenant l'affection est arrivée à son dernier période et il ne reste plus au malade que quelques jours, je ne dirai pas de vie, mais de douloureuse agonie.

L'histoire de cet homme est, à quelques modifications près, celle d'un grand nombre de cultivateurs qui, au lieu de travailler les champs qui les font vivre, s'attachent à courir tous les marchés et toutes les foires, dans le seul but *d'y faire de bons repas et d'y boire de bons coups.* Ils vont y chercher les plaisirs grossiers de la débauche ; ils en rapportent le plus souvent la misère et les maladies. L'abus du vin, de l'eau-de-vie, du café et de la bière ne justifie que trop les paroles des vieillards qui nous disent en nous regardant avec pitié : Les hommes d'autrefois étaient plus robustes que ceux d'aujourd'hui.

« C'est surtout dans les inflammations chroniques des intestins chez les nouveaux-nés, que le succès doit s'attendre du régime ; le principal remède est souvent de substituer au biberon le sein d'une bonne nourrice; de la remplacer par une meilleure quand la première est mauvaise, et de revenir à la diète lactée ou à l'allaitement, lorsque les enfants dépérissent après le sevrage. S'il était possible de réduire les sujets d'un âge plus avancé, et même les vieillards, à ne se nourrir, pendant quelques semaines, que de lait de chèvre, de vache, avec ou sans sucre, de bouillon de grenouille ou de tortue, d'eau de poulet, de crême de pain, de sagou, de salep, de gruau, de farine jaune, de semoule, etc.; de les restreindre enfin dans le cercle étroit des adoucissants dont le choix serait subordonné au goût et aux caprices des malades, les guérisons seraient plus nombreuses et moins tardives. Ces effets salutaires de la diète s'annoncent presque tout à coup chez les individus accoutumés à de fréquents écarts de régime, que des habitudes plus sobres ou une nourriture plus simple ont quelquefois suffi pour rétablir. Des boissons aqueuses, administrées par petites doses, depuis la première heure qui suit l'ingestion des aliments jusqu'au repas suivant, ou jusqu'à l'heure du sommeil, secondent parfaitement l'action de ce régime dont la sévérité doit être successivement diminuée au fur et à mesure que les digestions deviennent moins laborieuses. » (RAYER, *Dictionnaire de médecine.*)

Les causes dont nous avons fait l'énumération en commençant ce chapitre produisent, dans d'autres circonstances, un effet immédiat et subit; les maladies qui en résultent présentent alors tous les caractères et tous les dangers des affections franchement aiguës et inflammatoires. C'est de ces maladies que nous allons parler avec quelques détails.

Elles débutent ordinairement par une douleur plus ou moins vive, tantôt dans le creux de l'estomac, tantôt sur le nombril, tantôt sur le bas-ventre; cette douleur augmente par degrés, s'étend quelquefois jusqu'aux reins, et peut devenir tellement aiguë que le poids seul des couvertures cause des souffrances insupportables. Ce symptôme varie à l'infini sous le rapport de son intensité; souvent même il est à peine perçu par le malade, même dans les cas où la maladie est très-grave, et peut se terminer d'une manière funeste. Quoi qu'il en soit, toutes les fois qu'en appliquant la main sur le ventre d'un malade, vous ferez naître, par la pression, des douleurs plus ou moins vives, vous en conclurez sans hésitation qu'il existe une inflammation plus ou moins forte immédiatement au-dessous de la partie explorée. Maintenant, que cette inflammation soit fixée sur les intestins, ou sur leurs enveloppes, ou sur les muscles des parois du ventre; qu'elle occupe l'estomac (gastrite), ou les intestins et l'estomac (gastro-entérite), ou l'utérus (métrite), ou le foie (hépatite), etc., peu vous importe; la *douleur* vous dit qu'il existe un foyer inflammatoire dans le ventre, ou dans telle partie du ventre: c'est là tout ce qu'il faut que vous sachiez pour administrer des secours efficaces en attendant la visite du médecin. Les autres symptômes qui accompagnent ordinairement les diverses maladies gastro-intestinales (de l'estomac et des intestins) sont très-nombreux; nous allons rapidement les passer en revue.

La physionomie, chez les adultes, est profondément altérée et présente l'expression de l'abattement et de l'anxiété; la face est pâle et grippée, quelquefois rouge et couverte de sueur; le malade s'agite, porte souvent ses mains sur les organes souffrants, et laisse échapper des gémissements ou des cris plaintifs. La chaleur générale paraît abandonner les membres, et se concentrer sur l'estomac et sur les intestins, où il est presque toujours facile de l'apprécier, soit avec la main, soit à l'aide des renseignements que fournit le malade. L'appétit est fortement diminué, ou tout à fait nul; les enfants recherchent avec moins d'avidité le sein de leur nourrice, et si ceux qui sont plus avancés en âge réclament quelquefois des aliments, c'est moins l'effet d'un besoin que celui de l'habitude ou d'un faux calcul. La soif est ardente, et les malades témoignent une préférence marquée pour les boissons froides et acides; les liquides chauds et sucrés leur inspirent une répugnance insurmontable.

D'autres phénomènes décèlent encore le trouble des fonctions de l'estomac et des intestins : ce sont les nausées, les envies de vomir, les regurgitations, les vomissements, les gargouillements, la diarrhée ou la constipation. Le pouls est ordinairement petit, dur et précipité; le malade respire difficilement; il a souvent des sueurs froides, quelquefois des convulsions, des faiblesses et des syncopes; le ventre est tendu, ballonné, et paraît dur au toucher; d'autres fois, il est déprimé et comme aplati sur la colonne vertébrale. Enfin, la langue est couverte à sa base d'un enduit jaunâtre ou blanc, et elle est rouge sur ses bords.

Tant que ces symptômes ne présentent pas beaucoup d'intensité, la simple soustraction des agents nuisibles suffit pour les faire disparaître. Ainsi l'usage des boissons émollientes ou acides, la diète, le rétablissement des fonctions de la peau à l'aide d'un bain, la liberté du ventre entretenue par l'emploi des lavements, tels sont les moyens à employer pour arriver à ce but.

Mais si l'invasion de la maladie est brusque, si la violence des symptômes est telle qu'on puisse craindre pour les jours du malade, il faut immédiatement appeler un médecin; en attendant son arrivée, on remplira les indications suivantes :

1° On appliquera sur la partie douloureuse du ventre quatre, six, huit ou dix sangsues chez les enfants; dix, vingt, trente ou quarante chez les adultes, et un plus petit nombre chez les vieillards. On entretiendra l'écoulement du sang par des cataplasmes de farine de lin, ou par des fomentations émollientes faites avec un carré de drap, de flanelle ou de molleton trempé dans une décoction de mauves et de graines de lin. Ces fomentations seront continuées, même après qu'on aura arrêté l'écoulement du sang.

2° Si la fièvre est très-forte dès le début de la maladie, si la peau est brûlante, le malade jeune, sanguin et d'une constitution robuste, il conviendra de faire précéder les sangsues d'une saignée générale, plus ou moins abondante, selon l'intensité de la fièvre et la force du sujet.

3° On donnera au malade des boissons adoucissantes. « L'estomac très-irrité, dit l'auteur que nous avons déjà cité, supporte difficilement l'eau de poulet, le bouillon de veau, le petit-lait, etc., et préfère l'eau pure ou gommée, une légère décoction d'orge ou de chiendent, de mie de pain, donnée par petite gorgée et quelquefois par cuillerée à bouche, administrée tiède, ou mieux froide lorsque la chaleur du ventre est très-considérable. » Lorsque les boissons répugnent au malade, il faut essayer prudemment de les rendre agréables par l'addition de quelques gouttes de vinaigre ou de jus de citron, ou en les administrant froides ou à la glace; enfin, si l'irritation de l'estomac persiste ou augmente après l'ingestion de ces liquides, il faudra s'en abstenir et chercher à apaiser la soif par les bains, les lavements émollients, ou par de petits morceaux de glace que les malades laissent fondre dans la bouche.

4° Si les malades font des vents, ou s'ils ne sont pas allés à la selle depuis plusieurs jours, on leur fera prendre des lavements avec une décoction de mauves ou de graines de lin, ou simplement avec de l'eau de son. On pourra ajouter à cette décoction deux ou trois cuillerées d'amidon ou deux onces de miel mercuriel.

5° Si la chaleur est brûlante, la peau aride, la langue rouge et sèche, le pouls très-fréquent, s'il y a commencement de délire, il faut débuter par un bain tiède, à moins que la poitrine ne soit dans un mauvais état. Nous avons très-fréquemment observé que le bain, dans ces cas, nettoie presque complétement la bouche, humecte la langue, rend à la peau sa souplesse, en un mot multiplie les chances de guérison.

6° Il est inutile d'ajouter que le malade sera mis au repos, à la diète, et qu'on lui refusera toute boisson qui pourrait augmenter l'inflammation dont il est atteint.

Les conseils que nous venons de donner sur les soins préparatoires qu'il convient d'administrer aux malades atteints d'irritation gastro-intestinale, ne seront efficaces qu'autant qu'un médecin sera immédiatement appelé à compléter le traitement. Ces maladies sont graves ; elles peuvent se terminer par la gangrène ou par un transport mortel au cerveau ; pour prévenir ces issues funestes, tous les secours de l'art sont nécessaires, et un médecin éclairé peut seul les administrer.

CHAPITRE IX.

DES AFFECTIONS GRAVES DE LA TÊTE ET DES SOINS PRÉPARATOIRES QU'IL FAUT DONNER A CEUX QUI EN SONT ATTEINTS.

—

Les soins que nous avons à conseiller pour ces maladies sont à peu de chose près ceux que nous avons déjà indiqués pour l'apoplexie. Nous renvoyons au chapitre qui traite de cette dernière maladie, ceux de nos lecteurs qui trouveraient incomplètes les réflexions que nous allons leur présenter.

Les symptômes précurseurs des affections aiguës du cerveau ou de ses enveloppes sont les suivants : malaise général, lassitude dans les membres, pesanteur à la tête, inappétence, etc. Jusques-là, on ne peut pas encore prononcer qu'il y a inflammation; car ces symptômes précurseurs sont aussi ceux de toutes les maladies aiguës à leur début; mais bientôt ils se compliquent et prennent un caractère tranché qui rend la confusion impossible. Ainsi il y a fièvre violente, ardente, *chaude*, comme on l'appelle vulgairement; les douleurs de tête, qui étaient d'abord sourdes, deviennent vives, lancinantes, insupportables; les yeux sont vifs, saillants, rouges; le visage est enflammé; le regard égaré; il y a bourdonnement d'oreilles; la lumière et le bruit causent de vives douleurs; le malade ne peut se livrer au sommeil; il a des rêvasseries continuelles, parfois un délire furieux; ses forces musculaires s'accroissent; des battements tumultueux et irréguliers se font sentir dans les artères du col et des tempes; la respiration devient pénible et laborieuse; la langue sèche, brune, noire; oh! alors, l'inflammation du cerveau ou de ses enveloppes a atteint un très-haut degré d'intensité; puis peu à peu les forces diminuent; le délire ne cesse pas encore; seulement il devient moins furieux à mesure que la prostration augmente; enfin, la mort survient au bout de neuf ou dix jours, quelquefois plus tôt, quelquefois plus tard.

Les causes des maladies aiguës de la tête sont en général toutes celles qui sont stimulantes, et en particulier celles qui agissent d'une manière directe sur le cerveau ou sur ses enveloppes;

de ce nombre sont les coups, les chutes, l'exposition aux rayons du soleil, la chaleur de l'atmosphère, les veilles, les études et les méditations prolongées, les affections morales profondes et vives, tristes ou gaies, les cravates trop serrées et faisant obstacle à la circulation, etc. Outre ces causes, il en est une autre extrêmement fréquente, savoir, les inflammations de l'estomac et du canal intestinal, qui se communiquent très-facilement au cerveau. En effet, il est rare qu'une gastrite (irritation de l'estomac) ne se complique pas d'accidents du côté de la tête; et si la gastrite est très-intense, elle occasionne assez souvent l'inflammation du cerveau, à cause de la sympathie étroite qui existe entre cet organe et l'estomac, sympathie telle que le cerveau est rarement malade sans que les organes digestifs soient affectés, et réciproquement. En deux mots, les irritations du cerveau peuvent donner lieu à celles de l'estomac, et celles de l'estomac donner lieu à celles du cerveau. On ne sera donc pas surpris de trouver l'abus du vin, des liqueurs spiritueuses, et tous les excès de table au nombre des causes des maladies aiguës de la tête, puisque toutes ces causes peuvent irriter l'estomac, et conséquemment le cerveau.

Le *traitement* découle naturellement de la nature des maladies. Dans les affections aiguës de la tête, il y a inflammation, cela est incontestable; le traitement doit donc être pris parmi les moyens qui peuvent la combattre avantageusement. Nous plaçons en première ligne la saignée générale, toutes les fois que l'affection présente au début l'ensemble des symptômes graves que nous avons notés au commencement de ce chapitre; après la saignée, l'application de dix, quinze ou vingt sangsues au cou, aux tempes et derrière les oreilles; celle de deux ou trois à l'entrée des fosses nasales; les bains de pieds chauds aiguisés avec le sel, le vinaigre ou la moutarde; des cataplasmes chauds saupoudrés de moutarde autour des pieds et des jambes; des sinapismes autour des mêmes parties; les applications de glace ou d'eau très-froide sur la tête, en même temps que les extrémités inférieures sont tenues chaudement. On donnera des boissons rafraîchissantes, telles que l'eau d'orange, l'eau de groseilles, la limonade légère, etc., auxquelles on peut ajouter quelquefois, suivant l'indication, un ou deux gros de crême de tartre par pinte, pour les rendre légèrement laxatives, sans cependant insister longtemps sur ce dernier moyen. On administrera de temps en temps des demis ou des quarts de lavements émollients ; ils pourront même être rendus purgatifs, lorsque les intestins ne seront pas irrités ; ils agiront alors comme dérivatifs. La chambre du malade sera peu éclairée, éloignée de toute espèce de bruit, et d'une température plutôt fraîche que chaude ; abstinence complète d'aliments ; point de vin, point de boissons échauffantes, de quelque nature qu'elles puissent être.

CHAPITRE X.

DES MALADIES INFLAMMATOIRES DE LA PEAU ET DU TRAITEMENT PRÉPARATOIRE AUQUEL IL FAUT SOUMETTRE CEUX QUI EN SONT ATTEINTS.

La plupart des maladies de la peau présentent les quatre caractères distinctifs que nous avons assignés à l'inflammation en général : *douleur*, *chaleur*, *rougeur et tuméfaction*. Le traitement peut se résumer en peu de mots : pour toutes en général, *le repos*, *la diète ou un régime doux*, *les boissons délayantes*, *et la privation de liqueurs alcooliques*; pour quelques-unes en particulier, *les bains* locaux ou généraux, les diverses préparations de *soufre*.

Le soufre exerce sur certaines maladies de la peau une influence salutaire qu'on ne saurait expliquer, et qui paraît être d'une nature particulière; il change, pour ainsi dire, le mode de vitalité de cette membrane. Aussi est-ce un des médicaments les plus précieux pour le traitement des dartres, de la gale, et de toutes les affections cutanées d'un caractère analogue.

Dans les campagnes, les personnes atteintes de ces éruptions font rarement appeler le médecin; elles se confient le plus souvent à l'empirisme aveugle des charlatans. Afin de leur épargner des déceptions, des souffrances et les dangers d'un traitement mal dirigé, nous allons donner quelques notions simples et courtes sur les maladies les plus communes de la peau.

I. Variole. (*Petite vérole.*)

Tous les sexes, tous les âges y sont sujets dans tous les climats; elle attaque cependant de préférence les enfants; commune au printemps, elle cesse ordinairement en hiver; elle n'a lieu qu'une fois dans la vie, sauf de très-rares exceptions.

Symptômes. Lassitude sans cause connue, chaleur générale, accélération du pouls, maux de tête, nausées, vomissements; chez les enfants, quelquefois convulsions. Vers la fin du troisième jour ou le quatrième, apparition de petits points rouges, d'abord autour des lèvres; ensuite à la face, au bras et au reste du corps; cessation complète de la fièvre après l'éruption qui se termine en vingt-quatre heures. Le septième jour, la fièvre reparaît; les pustules, élargies et arrondies, entrent en suppuration. Le dixième jour, la fièvre cesse; les pustules se dessèchent, tombent en écailles et laissent à la peau des traces plus ou moins profondes.

Un moyen se présente de se préserver de cette maladie : c'est la *vaccination*. Déjà très-généralement adoptée, la vaccine est une des plus belles découvertes que l'art de guérir ait jamais faites. Il est du devoir de tous les hommes éclairés de la faire connaître, de la propager, de la venger des calomnies de l'ignorance, et de l'imposer en quelque sorte aux familles des campagnes, d'où elle est souvent repoussée par d'injustes préventions.

Chez les personnes qui n'ont pas été vaccinées et qui sont atteintes de la petite vérole, le traitement à suivre, *dans les cas ordinaires,* est simple et facile : repos, chaleur douce, diète plus ou moins sévère, suivant que les symptômes de la maladie sont plus ou moins violents, boissons émollientes et rafraîchissantes.

Quand on croira pouvoir permettre de donner quelques aliments aux malades, on choisira ceux qui sont de digestion facile, des panades ou du pain cuit dans une égale quantité d'eau et de lait, quelques cuillerées de riz, de gruau, de farine de maïs, de vermicelle ou de semoule, des pruneaux, des pommes cuites et sucrées; pour boisson, un mélange d'eau et de lait, du petit lait clarifié, des tisanes d'orge, de réglisse et de chiendent, des infusions de fleurs de guimauve et de violette, une solution de gomme arabique sucrée, etc.

Dans la grande majorité des cas, ce traitement sera suivi d'une guérison prompte et sûre.

Dans les cas, beaucoup plus rares, où l'éruption se fera avec peine ou bien aura été prématurée, où les symptômes précurseurs auront été très-violents, où elle se compliquera avec une irritation vive de l'estomac, ce qui arrive fréquemment, où il se manifestera un commencement de délire, où les pustules seront très-rapprochées et presque confondues les unes avec les autres, où la fièvre continuera après l'éruption, où il y aura salivation abondante et diarrhée, vous pourrez conjecturer que la maladie est grave et que la présence du médecin est nécessaire.

II. Rougeole.

Tous les sexes, tous les âges y sont sujets. Plus commune dans l'enfance et au commencement de l'hiver, elle disparaît l'été. Sauf quelques rares exceptions, elle n'attaque qu'une fois dans la vie.

Symptômes. Lassitude sans cause connue, chaleur générale, accélération du pouls, maux de tête, nausées, vomissements, enchifrènement (rhume de cerveau), éternuement, toux violente, larmoiement, tuméfaction des paupières. Le quatrième ou cinquième jour, apparition au visage, au ventre et à la poitrine, de petites taches rouges, semblables à des morsures de puces, séparées par des intervalles anguleux. L'éruption terminée, la fièvre ne cesse pas; la toux augmente quelquefois. Le sixième ou septième jour, le rouge vif des taches diminue; le huitième ou le neuvième, l'épiderme s'enlève par écailles, et la desquamation a lieu. La toux et la difficulté de respirer persistent quelquefois longtemps.

Le traitement que nous avons indiqué pour la petite vérole est aussi applicable à la rougeole. Il arrive quelquefois que cette dernière maladie se complique, comme la première, d'une irritation vive de l'estomac, de délire, d'une inflammation grave des poumons ; l'oppression, la toux, les crachats sanguinolents, l'ardeur de la fièvre, tels sont les symptômes qui feront reconnaître cette dernière complication. On devra, dans ce cas, réclamer le plus tôt possible les secours de l'art.

III. Scarlatine.

Elle attaque particulièrement les enfants et les adolescents, et paraît dans tous les temps de l'année.

Symptômes. Lassitude sans cause connue, chaleur générale, accélération du pouls, maux de tête, nausées, vomissements, sensation incommode dans la gorge, gêne dans la déglutition. Le deuxième ou le troisième jour, taches irrégulières, de couleur écarlate, commençant à paraître à la face, au cou, puis sur tout le corps. D'abord disséminées, elles se rapprochent ensuite et causent une vive démangeaison. Quelquefois cessation de la fièvre après l'éruption, souvent persistance des symptômes précurseurs ; gonflement des membres inférieurs. Le sixième jour, les taches pâlissent, et les symptômes généraux diminuent. Desquamation du septième au dixième jour. L'éruption peut se renouveler jusqu'à trois fois : alors une sueur copieuse, la diarrhée, des urines troubles terminent la maladie.

Le traitement est le même que pour les maladies précédentes. La convalescence est quelquefois très-longue et exige les plus grandes précautions.

IV. Érysipèle.

Causes. Sexe féminin, époque critique, tempérament bilieux, printemps, automne, aliments de digestion difficile, insolation, applications irritantes sur la peau, abus des liqueurs alcooliques.

Symptômes. Lassitude sans cause connue, chaleur générale, accélération du pouls, maux de tête, nausées, vomissements. Le deuxième ou troisième jour, tuméfaction de la peau, légère, inégalement circonscrite ; rougeur vive qui disparaît sous la pression exercée avec le doigt et revient ensuite ; chaleur, douleur brûlante et quelquefois fièvre plus ou moins forte ; le sixième ou septième jour, vésicules renfermant un liquide blanc jaunâtre, diminution de la douleur et de la tension, formation de croûtes légères qui se détachent du neuvième au dixième jour. L'érysipèle attaque particulièrement le visage et les membres; il peut être fixe, ambulant, périodique, etc.

Traitement. Le même en général que pour les affections précédentes. Il faut recouvrir la partie malade d'une légère couche de farine d'avoine ou de froment, ou d'un linge très-fin trempé dans une décoction de mauves; rejeter les corps gras et les onguents.

Si cette maladie est accompagnée de symptômes indiquant un embarras bilieux de l'estomac (bouche amère et pâteuse, langue couverte d'un enduit jaunâtre, vomissements de bile sans douleur vive à l'épigastre), on pourra, dès le début, faire prendre au malade vingt-quatre grains d'ipécacuanha en deux doses dans un demi-verre d'eau tiède, en ayant le soin d'aider au succès de ce remède par quelques tasses d'eau tiède et pure, de bouillon de veau ou de poulet pour faciliter les vomissements. Mais si la langue est rouge, la soif vive, l'estomac très-sensible, oh! alors il faut recourir à l'application de dix, quinze, vingt sangsues, suivant la constitution du sujet, sur le creux de l'estomac, et bientôt ces symptômes fâcheux disparaîtront.

Il arrive quelquefois que l'érysipèle détermine une inflammation grave dans le cerveau ou dans la poitrine ; le délire, l'éclat des yeux, la précipitation du pouls, la violence de la toux feront facilement reconnaître ces complications ; on devra immédiatement saigner le malade et faire appeler le médecin.

La rougeole, la scarlatine, la variole et l'érysipèle, telles sont les affections inflammatoires les plus communes de la peau. Nous n'avons pas insisté sur les caractères qui les distinguent les unes des autres. A quoi bon établir longuement et minutieusement cette distinction, puisque toutes demandent à peu de chose près le même traitement préparatoire ?

Les complications graves qui peuvent survenir, retarder la guérison, quelquefois même la rendre impossible, ne sont pas les mêmes dans la variole, dans la scarlatine, etc. En indiquant les symptômes particuliers à chacune de ces complications, nous avons signalé le danger que courent les malades et fait sentir la nécessité d'appeler promptement les secours de l'art. Toutefois, nous devons ajouter ici une recommandation applicable à toutes ces éruptions ; c'est de garantir avec soin les personnes chez qui elles surviennent du contact de l'air froid, surtout dès le début.

V. Miliaire.

Causes. Sexe féminin, hystérie, hypocondrie, accouchement récent, séjour dans les lieux bas et humides, toutes les causes débilitantes.

Elle paraît contagieuse.

Symptômes. Éruption générale de petits boutons isolés ou groupés, plus distincts au toucher qu'à la vue; précédée et accompagnée de fièvre et d'une sueur aigre. Le deuxième jour, au sommet de chaque bouton, petite vésicule remplie d'une liqueur blanche qui devient jaunâtre. Cette vésicule se rompt au bout de deux ou trois jours, et il survient de petites croûtes qui tombent en écailles. Pendant que cette éruption parcourt ses périodes, d'autres petits boutons se développent.

On peut être affecté de la miliaire plusieurs fois.

Le pronostic est d'autant plus favorable que l'éruption est plus tardive.

Le traitement consiste à tenir le malade dans une température moyenne, à prescrire des boissons délayantes et acidulées, à s'abstenir des stimulants et même des sudorifiques, à moins qu'il n'y ait tendance à une sueur critique.

VI. Urticaire.

Symptômes. Tubercules aplatis, durs, prurigineux, d'un rouge pâle. Leur disparition subite est ordinairement accompagnée d'un sentiment de gêne dans la région de l'estomac. La chaleur favorise leur développement. Ils existent tantôt sur un point et tantôt sur un autre, disparaissent pour revenir ensuite, et se terminent par desquamation.

Durée. Quelques heures.

Traitement. Tisanes adoucissantes. Du reste, aucun moyen curatif particulier.

VII. Teigne.

Causes. L'enfance, rarement la jeunesse, la malpropreté, l'abus des farineux, la tristesse, la gale, les scrofules.

Paraît héréditaire. N'est pas contagieuse, à moins qu'il n'y ait déjà prédisposition à cette maladie.

On en distingue quelques espèces.

Symptômes. Prurit plus ou moins violent, rougeur, épaississement du cuir chevelu; gonflement des glandes du cou, mal de tête, éruption de pustules ou de vésicules remplies d'une humeur visqueuse, rougeâtre ou jaunâtre, très-fétide. Ces vésicules se rompent, l'humeur s'écoule, se sèche, agglutine les cheveux, forme des croûtes recouvrant une sanie infecte qui ronge la peau, détruit le bulbe des cheveux et menace d'attaquer les os du crâne.

Durée. Indéterminée.

Traitement. Lotions faites et bien surveillées, à raison de l'activité de ce remède, avec l'eau mercurielle, la décoction de ciguë; frictions avec les pommades où entrent le mercure, le soufre, le charbon. A l'intérieur, tisanes de fleurs de violette, de bourrache ou de sureau; purgations plusieurs fois répétées.

Parmi les diverses espèces de teigne, la teigne muqueuse (croûtes laiteuses des enfants, rhume à la tête) est si commune, que nous croyons devoir en dire quelques mots ; elle éveille à un haut degré la tendre sollicitude des mères; elle est souvent pour leurs enfants une cause de souffrances très-vives, et elle est fort mal soignée dans les campagnes où on l'abandonne presque toutours à l'empirisme des commères.

Teigne muqueuse; croûtes laiteuses, rhume à la tête des enfants. La teigne muqueuse se manifeste au front, à la face, sur le cuir chevelu, rarement sur les autres parties du corps.

Elle reconnaît pour causes la première ou la seconde dentition, et, chez les enfants à la mamelle, la mauvaise qualité du lait.

Elle se développe sous la forme de petites pustules blanches, disposées en groupes irréguliers, qui se rompent au bout de quatre à cinq jours et donnent issue à un fluide visqueux et jaunâtre qui se concrète et se transforme en croûtes minces, jaunes et verdâtres; puis un suintement s'établit au-dessous de ces croûtes dont il augmente l'étendue et l'épaisseur. Dans le cuir chevelu, l'humeur sécrétée agglutine et colle les cheveux, les dispose en masse et par couches, et se transforme en croûtes molles et jaunes.

La démangeaison qui accompagne cette éruption est quelquefois si vive, qu'elle interrompt souvent le sommeil des enfants, et les porte à se gratter avec tant de force, lorsque leurs mains sont libres, qu'ils se déchirent jusqu'au sang. La teigne muqueuse n'est point contagieuse. Elle finit toujours favorablement lorsqu'elle est bien soignée. Sa durée peut être de quinze jours à deux ou trois mois. Elle est souvent la terminaison d'une inflammation intérieure. Elle ne laisse point de traces.

Traitement. Préserver les enfants du froid, des brouillards, de la pluie, dans la crainte d'une répercussion. Employer les bains tièdes, rendus émollients par une addition de son ou de lait; modérer la démangeaison et faire tomber les croûtes par des lavages avec une décoction tiède de graines de lin, de racine de guimauve, avec le lait tiède aussi; couper les cheveux, tenir la tête au chaud en la recouvrant convenablement; appliquer des cataplasmes de farine de lin lorsque l'irritation est trop vive, et deux ou trois sangsues derrière les oreilles, s'il s'y joint quelque complication, comme une inflammation des yeux ou un engorgement des glandes du cou; une coiffe de toile cirée pour rappeler le suintement qui tendrait à se supprimer trop promptement; puis si, malgré ces moyens, les accidents persistaient, faire appeler le médecin.

La teigne muqueuse est sujette à retour et peut passer à l'état chronique. En ce cas un exutoire entretenu, tel qu'un vésicatoire au bras, un bois de garou, peut devenir indispensable.

VIII. Dartres.

Causes. Délicatesse de la peau, malpropreté, scorbut, scrofules.

On en distingue beaucoup d'espèces.

Symptômes. Éruption prurigineuse, périodique ou continue de petites vésicules ou de pustules qui se rompent et laissent suinter un liquide formant par sa dessication des croûtes ou des écailles; quelquefois ulcération ou destruction de la peau.

Traitement. Combattre d'abord l'inflammation par quelques saignées, des bains tièdes locaux ou généraux, des applications adoucissantes; puis en venir aux bains tièdes sulfureux, aux bains de vapeur, aux sudorifiques, aux sulfureux et mercuriaux à l'intérieur et comme topiques; régime végétal, diète blanche.

IX. Gale.

Causes. Réunion d'un grand nombre d'individus, malpropreté, contagion.

Symptômes. Éruption de boutons qui se convertissent en pustules, d'abord au dos de la main et dans l'intervalle des doigts, ensuite sur toute la surface du corps, excepté au visage ; démangeaison plus ou moins forte, augmentant le soir et par la chaleur ; les pustules sont très-petites (gale miliaire), ou très-grosses et confluentes avec prurit intense (gale boutonnée). Elles sont produites et entretenues par la présence d'un insecte (*acarus scabiei.*)

Traitement. Topiques excitants ; mercuriaux, sulfureux, tant intérieurement qu'extérieurement, bains sulfureux.

X. Pustule maligne.

Elle attaque le plus souvent ceux qui soignent les animaux ou qui travaillent sur leurs dépouilles : les bouviers, les vétérinaires, les bouchers, les tanneurs. Elle est contagieuse.

Symptômes. 1re *période.* Prurit incommode, vif et passager ; formation d'une petite vésicule séreuse, qui croît peu à peu, prend une teinte brune, se rompt et laisse échapper un peu de sérosité rougeâtre. — 2e *période.* Cette vésicule fait bientôt place à un tubercule dur, rénitent, mobile, de forme lenticulaire, qui devient brun, s'entoure d'une auréole d'un rouge livide ou orangé, parsemée de phlyctènes. —3e *période.* Ce tubercule s'étend, forme une escarre gangreneuse qui augmente et s'empare du tissu cellulaire environnant. Alors, fièvre de mauvais caractère, symptômes d'adynamie ou d'ataxie, mort après un temps plus ou moins long.

Traitement. Ouvrir la vésicule aussitôt qu'elle apparaît; laver avec une eau saturée de chlorure de sodium à diverses et fréquentes reprises; maintenir sur la partie malade une compresse à plusieurs doubles imbibée de la même eau; puis lorsque, malgré l'emploi de ce moyen, le tubercule gangreneux s'est formé, le détruire au moyen des scarifications et des caustiques. A l'intérieur, toniques, amers, fortifiants, vins généreux.

C'est à dessein que nous n'avons indiqué que d'une manière très-succincte le traitement à suivre dans les quatre dernières maladies dont nous avons parlé; ce traitement ne peut-être ordonné et dirigé que par les hommes de l'art.

CHAPITRE XI.

PLAN DE PHARMACIE RURALE.

Les substances médicamenteuses qui ne sauraient être employées sans danger que par les gens de l'art seront simplement indiquées ; aux médecins seuls appartiendra le soin de les préparer, de les administrer. Celles, au contraire, dont l'administration pourra être confiée à des personnes étrangères à la médecine, seront suivies ou précédées de quelques courtes réflexions sur leurs propriétés, sur la dose à laquelle elles devront être employées et sur la manière dont il conviendra de les préparer.

I. Substances caustiques.

On désigne sous le nom de caustiques les substances qui, par une action chimique particulière, désorganisent les parties du corps avec lesquelles elles sont mises en contact.

Désignation de ces substances, et de la quantité nécessaire pour une pharmacie rurale :

1° Potasse caustique............	50 gram.
2° Nitrate d'argent (pierre infernale)....................	25
3° Ammoniaque liquide.........	100

II. Substances rubéfiantes ou épispatiques.

Les médicaments rubéfiants sont ceux qui, appliqués sur la peau, y déterminent de la rougeur, de la douleur et les autres symptômes d'une légère inflammation. MM. Milne-Edwards et Vavasseur, que nous prenons pour guides dans la rédaction de ce chapitre, apprécient ainsi l'action des rubéfiants : « C'est presque toujours dans la vue de déplacer une irritation fixée sur un organe important, et de l'appeler pour ainsi dire au dehors, en un mot, de produire une dérivation, qu'on provoque ainsi l'inflammation de la peau, et qu'on entretient plus ou moins longtemps l'écoulement purulent qui en est la suite. »

1° Emplâtre-vésicatoire......... 250 gram.

A défaut d'emplâtre-vésicatoire qu'on étend sur

de la peau, ou sur de la toile dure et grossière, on utilise les cantharides en poudre de la manière suivante :

Cantharides en poudre .... 200 gram.

On pétrit dans du vinaigre une quantité de levain égale en grosseur à un œuf de poule; on l'étend ensuite comme l'emplâtre; on saupoudre par dessus, d'une manière aussi égale que possible, une pincée de cantharides en poudre; puis on l'applique sur la partie désignée, en le recouvrant d'une large compresse, et maintenant le le tout au moyen d'un bandage.

2° Pommade de Garou.......... 100 gram.

4° Moutarde.................... 2 kilog.

Pour cataplasmes aux pieds (sinapismes) quatre onces (120 grammes de farine de moutarde) dans une suffisante quantité de vinaigre. Pour bains de pieds, six ou sept onces (180 à 210 grammes) dans une suffisante quantité d'eau très-chaude.

III. Substances astringentes.

On a donné ce nom à une classe particulière de médicaments qui déterminent sur les tissus vivants une espèce de resserrement fibrillaire et une action fortifiante de courte durée :

1° Acide sulfurique............. 150 gram.
2° Alun...................... 200
3° Sous-acétate de plomb liquide (extrait de Saturne)............... 150

L'*Eau pour les yeux* se prépare avec une cuillerée d'extrait de Saturne étendue dans vingt-cinq ou trente cuillerées d'eau ou d'infusion de fleurs de sureau. Cette eau est généralement employée avec beaucoup de succès contre les inflammations chroniques des yeux; si elle échoue quelquefois, c'est qu'on néglige souvent une précaution très-importante, celle de soustraire l'œil malade au contact de l'air et de la lumière au moyen d'un bandeau :

4° Extrait de Ratanhia.......... 300 gram.
5° Roses rouges ou de Provins..... 200

IV. Substances toniques.

Les toniques sont des médicaments dont l'action générale sur l'économie tend à augmenter l'énergie des organes :

1° Limaille de fer............... 300 gram.
2° Sous-carbonate de fer.......... 300
3° Poudre de Quinquina........ 500
4° Sulfate de Quinine........... 30

5° 150 pilules de Quinine, d'après la formule de Sédillot.

6° Sirop de Quinine............ 250 gram.

7° Sirop de Quinquina.......... 250

8° Poudre de Lichen d'Islande..... 250

V. Substances excitantes.

« On donne le nom d'*excitants*, ou *stimulants*, aux médicaments dont l'effet immédiat est d'augmenter momentanément l'énergie des fonctions vitales. C'est principalement par l'influence qu'ils exercent sur la circulation et sur la chaleur animale, ainsi que par la promptitude et le peu de durée de leurs effets, que les excitants diffèrent des toniques. » (*Manuel de matière médicale.*)

Les médicaments stimulants ne conviennent en général que dans les affections chroniques et constitutionnelles; on s'en sert avec avantage contre les catarrhes chroniques, les hémorragies passives, la gangrène, les maladies scrofuleuses scorbutiques, etc. Leur emploi demande beaucoup de prudence et ne peut être dirigé que par les hommes de l'art :

1° Acide nitrique (eau forte).... 200 gram.

2° Acide hydrochlorique....... 200

3° Chlorure de chaux..........	500	gram.
4° Eau de Seltz artificielle......	20	bouteil
5° Thé vert..................	100	
6° Poix de Bourgogne.........	1	kilog.
7° Myrrhe..................	100	gram.
8° Baume de Copahu..........	100	
9° Sous-carbonate de potasse....	500	
10° Nitrate de potasse	100	
11° Savon médicinal ou amygdalin.	100	
12° Oxymel scillitique..........	250	
13° Sulfure de potasse (foie de soufre)	500	
14° Résine de Gaïac............	100	
15° Salsepareille	500	
16° Seigle ergoté..............	100	
17° Pommade d'hydriodate de potasse..................	125	
18° Ether sulfurique.............	150	
19° Camphre	100	
20° Eau de fleurs d'oranger......	1	kilog.

Un grand nombre d'autres substances, minérales ou végétales, appartiennent encore à cette classe de médicaments; les uns sont très-communs dans les champs, et cette raison nous a déterminé à les omettre; telles sont les plantes suivantes : raifort sauvage, cresson de fontaine, absinthe, armoise, camomille romaine, sauge, romarin, lavande, etc. Les autres peuvent être remplacées par celles que nous avons désignées.

VI. Substances narcotiques.

On donne le nom de narcotiques à tous les médicaments qui provoquent en général un certain degré d'engourdissement, de stupeur et de somnolence, avec ou sans vertiges. Administrés à très-faibles doses, ils n'ont guère qu'une action purement locale, et n'agissent qu'en diminuant la sensibilité et l'irritabilité des parties avec lesquelles ils sont en contact. A des doses un peu plus fortes, leur action s'étend davantage; ils produisent un léger affaiblissement et un état de calme général qui, le plus souvent, sont suivis de sommeil. Mais si la quantité est plus forte encore, ils donnent lieu à un ensemble de symptômes qu'on a nommés *narcotisme*, qui n'est pas autre chose que le resultat de l'empoisonnement par les préparations opiacées.

Médicaments héroïques et puissants dans des mains habiles, les substances narcotiques peuvent devenir des poisons mortels dans des mains imprudentes et inexpérimentées:

1° Laudanum de Sydenham..... 125 gram.

2° Laudanum de Rousseau......	60	gram.
3° Sirop diacode..............	250	
4° Acètate de morphine........	5	
5° Thridace..................	60	
6° Teinture de digitale.........	100	

VII. Substances émétiques.

On a donné ce nom à toutes les substances qui provoquent le vomissement, quelle que soit la manière dont elles sont introduites dans le torrent de la circulation, mais plus particulièrement au *tartrate d'antimoine et de potasse.* Quoique beaucoup moins employés qu'autrefois, ils peuvent cependant être utiles dans un grand nombre de maladies ; on ne devra jamais les employer sans avoir pris préalablement l'avis d'un médecin :

1° Tartrate d'antimoine et de potasse (*tartre stibié*, émétique)......	10	gram.
2° Ipécacuanha................	50	

VIII. Substances purgatives.

Ce nom générique s'applique à toutes les substances dont l'effet constant, ou presque généralement constant, est de provoquer des selles ou évacuations alvines.

Comme les gens de la campagne ont l'habitude de se purger, sans l'avis et quelquefois contre l'avis des hommes de l'art, nous ferons connaître ici quelques règles générales auxquelles doit toujours être soumise l'administration des purgatifs.

1° On ne doit jamais les administrer sans une nécessité bien reconnue.

2° Toutes les fois qu'il y a douleur dans les intestins, les purgatifs sont contre-indiqués.

3° On peut en faire un usage plus fréquent et sans autant d'inconvénients chez les vieillards que chez les enfants et les adultes. Les premiers sont sujets à une inertie du canal intestinal, qui exige quelquefois directement l'emploi des purgatifs. L'intestin est au contraire très-impressionnable chez les jeunes enfants, et la plus petite irritation de ces organes y détermine facilement des inflammations aiguës ou chroniques, surtout à l'époque de la dentition.

4° Les tempéraments lymphatiques et bilieux se prêtent plus facilement à l'usage des purgatifs que les tempéraments nerveux et sanguins. Il faut s'abstenir d'en donner aux femmes à l'époque où elles ont leur écoulement menstruel.

5° L'usage des purgatifs, toutes choses égales d'ailleurs, est beaucoup plus utile dans les pays humides et froids, ou humides et chauds, que dans les contrées très-froides, ou sèches et chaudes.

6° Toutes les fois que les personnes étrangères à l'art de guérir voudront employer les purgatifs (ce qui est toujours imprudent), elles devront choisir de préférence ceux dont nous avons noté la dose à laquelle ils peuvent être administrés :

1° Sulfate de soude (sel de Glauber). 500 gr.
2° Sulfate de magnésie (sel d'Epsom). 500

Ces deux substances purgatives sont très-douces; leur action est très-constante et cause peu d'irritation. On les administre à la dose de trente à cinquante grammes, en solution dans deux verres d'eau ou de bouillon aux herbes.

3° Eau de Sedlitz artificielle ... 20 bouteil.

Dose et mode d'administration, en boisson d'un à quatre verres le matin.

4° Poudre de jalap .... 100 gram.
5° Poudre d'aloès 100
6° Rhubarbe 80
7° Magnésie 100
8° Crême de tartre 150
9° Huile de ricin 300

L'huile de ricin, lorsqu'elle est récemment préparée, est un purgatif très-doux, qui agit sans causer la moindre irritation ; il n'en est pas de même lorsqu'elle est rance ; alors, elle acquiert une âcreté qui la rend violemment irritante. On ne doit jamais l'employer dans cet état d'altération. On l'administre à la dose d'une demi-once pour les enfants, et d'une once ou d'une once et demie pour les adultes, dans une tasse de bouillon aux herbes ou de thé léger.

10° Tamarin .... 500 gram.

« L'acidité qui prédomine dans la pulpe du tamarin, disent encore les deux auteurs que nous avons déjà cités, la rapproche des médicaments tempérants et rafraîchissants. La simple infusion de cette substance dans l'eau forme une boisson très-agréable et très-utile dans les fièvres ; mais, si on la fait bouillir et qu'on en augmente la dose, elle agit alors sur le canal intestinal qu'elle sollicite doucement, et provoque ainsi des évacuations alvines. Elle est donc à la fois rafraîchissante et légèrement purgative. » Comme tempérant, le tamarin s'administre en infusion à la dose d'une à deux onces dans une pinte d'eau ; comme laxatif, à la dose de deux à trois onces en décoction dans la même quantité d'eau.

11° Manne .... 1 kilog.

Une once à trois onces (30 à 90 grammes) dans de l'eau et mieux encore dans du lait.

12° Follicules de séné.......... 250 gram.
13° Casse...................... 250

IX. Substances tempérantes.

On désigne ainsi les médicaments qui diminuent l'irritation, et en particulier l'activité de la circulation et la chaleur animale :

Acide tartarique.................. 100 gram.

A cette classe de médicaments appartiennent le vinaigre, le citron, l'orange, les groseilles, les mûres, les framboises et en général tous les fruits acidules. On emploie le jus de ces substances, jusqu'à acidité agréable, dans de l'eau qu'on édulcore ensuite avec du miel ou du sucre.

X. Substances émollientes.

Cette classe de médicaments étant la plus importante pour les personnes auxquelles nous adressons ce volume, nous citerons presque en entier ce qu'en a dit M. Guersent dans le *Dictionnaire de médecine* :

« On désigne sous ce nom tous les moyens thérapeutiques qui tendent en général à relâcher ou ramollir les organes vivants sains ou malades, et plus spécialement certaines substances médicamenteuses qui jouissent de la propriété relâchante.

» Les moyens thérapeutiques émollients sont ou simplement physiques, ou diététiques, ou médicamenteux.

» Parmi les premiers, l'eau occupe surtout une place importante. L'eau tiède et chaude, depuis 24° jusqu'à 34° Réaumur, employée en boissons, en fomentations, en bains, en vapeurs, est le premier des émollients, celui qu'on emploie le plus fréquemment et qui sert presque toujours de véhicule à tous les autres.

» Tous les moyens émollients médicamenteux appartiennent exclusivement aux substances végétales ou animales; parmi les premières se trouvent les mauves, les guimauves, les racines de grande consoude, les fleurs de violette, de bourrache; les fruits sucrés, tels que les jujubes, les dattes, les figues, les raisins; le lin et la farine de lin; les amandes douces; toutes les gommes, et en particulier la gomme arabique; les huiles fixes, les fécules, l'amidon et les graines qui contiennent des fécules, telles que le blé, l'orge, l'avoine et le riz; les décoctions de toutes ces graines; la réglisse, le sucre, le chiendent, etc.

» Parmi les substances animales, on range principalement les bouillons de veau, de poulet, de grenouille, de tortue, de limaçon, le petit lait et les différentes espèces de lait.

» Appliqués à la surface de la peau, les émollients gonflent son tissu, s'introduisent dans les pores nombreux dont elle est criblée, la rendent plus molle, plus souple, et calment la rougeur et les différentes espèces d'irritation dont elle peut être affectée. Introduits dans les organes intestinaux par la bouche et par l'anus, les émollients produisent d'abord les mêmes effets qu'à la peau; ils diminuent en outre la soif, la chaleur intérieure, les irritations intestinales et calment la toux; plus les organes sont enflammés, plus l'influence adoucissante est remarquable, surtout si leur usage est prolongé pendant assez longtemps.

» C'est principalement à l'aide de la médication émolliente que le praticien modère les réactions générales trop énergiques ou désordonnées, et ramène à leur type naturel et régulier les mouvements organiques des différents appareils, lorsqu'ils ont été exaltés par un excès ou par un partage inégal des forces. Aussi cette médication est-elle sans cesse employée avec succès dans les maladies externes et internes, et triomphe-t-elle souvent seule, avec la diète, de toutes les irritations légères. Elle n'est pas moins utile pour seconder les autres moyens thérapeutiques, dans les cas plus graves; *elle est rigoureusement obligée dans toutes les inflammations et dans la première période de toutes les maladies aiguës*. Elle n'est pas moins recommandable dans le premier degré de presque toutes les irritations chroniques; elle est, par conséquent, *la base de toute méthode expectante*, et concourt encore puissamment à seconder, dans beaucoup de cas, la méthode agissante. »

On emploie les émollients sous un grand nombre de formes, en tisanes, en potions, en fomentations, en lotions, en cataplasmes, en injections, en gargarismes et en bains.

Les *tisanes* se font par *décoction*, lorsqu'on emploie des substances vertes et inodores, telles que les racines de guimauve, le chiendent, etc., ou des substances dures, telles que l'orge, le riz et autres graines. Elles se font par *infusion*, lorsqu'on emploie les fleurs sèches et les substances aromatiques.

Les *potions* sont des préparations compliquées dont les médecins seuls peuvent ordinairement donner la formule.

Les *fomentations* et les *lotions* sont des espèces

de bains locaux. Les premières s'administrent toujours chaudes, à l'aide de linges ou de flanelles, qu'on laisse séjourner plus ou moins longtemps; les secondes servent seulement à laver les parties malades.

Les *cataplasmes* sont des mélanges mous, destinés à être appliqués à la surface du corps. Ils sont, en général, formés de farines, de poudres, ou de pulpes cuites et délayées dans de l'eau, du lait ou dans un liquide quelconque.

On donne le nom d'injections aux médicaments liquides que l'on porte dans une cavité naturelle ou accidentelle du corps, à l'aide d'une seringue. Elles portent le nom de *lavements* ou *clystères*, lorsqu'elles sont destinées à être introduites par l'anus dans le gros intestin.

Les *gargarismes* sont des mélanges liquides destinés à agir localement sur la bouche et l'arrière bouche, et qu'en général les malades ne doivent pas avaler.

Nous avons parlé des bains dans un autre chapitre.

DES

ERREURS ET PRÉJUGÉS

DU VULGAIRE,

SUR L'ART DE GUÉRIR.

IIIe PARTIE.

CHAPITRE Ier.

DES ERREURS POPULAIRES RELATIVES A LA MÉDECINE.

—

Les préjugés en médecine reconnaissent trois causes : l'instabilité de la santé des hommes, leur ignorance, les manœuvres des charlatans.

Supposez un homme d'un tempérament maladif, ou en proie à quelqu'une de ces affections chroniques contre lesquelles, il faut bien l'avouer, les secours de l'art sont trop souvent impuissants ; son jugement, son bon sens naturel sont altérés par la maladie dont il est atteint, par les douleurs qu'il éprouve, par l'habitude qu'il a prise de rapporter toutes ses idées à son idée fixe, à l'idée de son rétablissement, par la perspective d'un avenir qui ne lui promet que des souffrances physiques et morales ; par le désespoir enfin, car la mort seule se présente à lui comme le terme de ses maux. Supposez encore que cet homme n'ait reçu aucune instruction, et qu'il soit facile de faire naître dans son imagination inquiète l'espérance trompeuse d'une guérison prompte et certaine, enfin, mettez-le entre les mains d'un charlatan habile, et vous verrez, jusqu'à sa mort, une longue série de déceptions d'un côté et de coupables manœuvres de l'autre.

Les erreurs populaires relatives à la médecine sont tellement nombreuses que la vie d'un homme suffirait à peine à les rechercher, à les signaler, à les réfuter. Aussi notre intention n'est-elle pas de les attaquer toutes, mais de nous attacher à celles qui sont le plus répandues et qui font le plus de victimes.

Il est beaucoup de pratiques erronées qui, sans exercer une influence fâcheuse sur la santé des hommes, prouvent seulement le penchant qui les entraîne vers les idées fausses et superstitieuses. Tout en déplorant ces erreurs, on sent le besoin de les laisser dormir en paix, protégées qu'elles sont par leur caractère inoffensif, pour aborder bien vite ces manœuvres meurtrières à l'aide desquelles le charlatanisme, sans pitié et sans pudeur, détruit notre bien le plus précieux, la santé. Que nous importe en effet que de pauvres mères, dans l'espoir de rendre l'éruption des dents plus facile, mettent des colliers autour du col de leurs enfants ! Ce qui nous importe, c'est qu'on ne tue pas ces enfants sous le prétexte de tuer les vers ; c'est qu'on n'abuse pas de l'empire qu'il est si facile de prendre sur les malades imaginaires pour leur imposer des recettes dangereuses ; c'est que les renoueurs n'aient plus le privilége d'estropier les malheureux qui sont assez aveugles pour réclamer leurs soins ; c'est que le voile ténébreux qui couvre les sciences occultes soit déchiré ; c'est que les inventeurs de remèdes secrets soient démasqués; c'est que l'opinion publique soit bien avertie que la division du corps médical en deux ordres est une erreur légale, et que la suppression des officiers de santé doit être demandée au nom de de l'humanité, au nom de la science.

CHAPITRE II.

LES RHABILLEURS.

Croire à l'infaillibilité des rhabilleurs est une des faiblesses honteuses de la pauvre humanité. Que cette croyance se soit établie chez des peuples encore dans l'enfance, cela n'est point étonnant pour ceux qui savent que l'esprit humain, lorsqu'il n'est pas éclairé par l'étude des sciences naturelles et exactes, admet plus facilement une erreur merveilleuse qu'une vérité simple et bien démontrée; mais qu'elle soit parvenue jusqu'à nous aussi vivace, aussi généralement répandue que jamais, il y a là un de ces phénomènes dont on ne peut se rendre compte qu'en supposant bien exagérés les calculs qui ont été faits sur la diffusion des lumières au XIXe siècle.

Les rhabilleurs font ordinairement précéder leur nom de l'épithète imposante de *maître*. Qui ne connaît *maître Jacques*, *maître Paul*, *maître Jean*? Or tous les fronts doivent se courber, toutes les intelligences s'humilier devant celui qui s'appelle *maître*. Il y a dans ce nom beaucoup plus qu'un diplôme de docteur : il y a un talisman. Aussi, les pères sont-ils aussi fiers, aussi jaloux de transmettre ce titre à leurs descendants, que l'étaient autrefois les empereurs romains de laisser à leurs successeurs légitimes le beau nom de César. Et, quelque soit celui qui aura recueilli ce riche héritage, sourd, muet, aveugle, idiot ou crétin, le talisman commandera la confiance, et le nouveau maître sera jusqu'à sa mort un très-habile rhabilleur.

Maintenant, ne demandez pas aux *maîtres* s'ils ont jamais vu les os d'un squelette, s'ils connaissent les rapports qui les unissent, s'ils ont étudié la disposition des muscles et leur action sur les os qu'ils entourent, en un mot, s'ils connaissent les premiers éléments de l'anatomie : qu'a de commun l'anatomie avec l'art de rhabiller, tel qu'il est pratiqué par les *maîtres* ? Ne leur suffit-il pas d'être nés de parents *rhabilleurs* ? Est-il encore nécessaire, après cela, qu'ils aillent disputer aux corbeaux, pour en faire des sujets d'étude; les cadavres des animaux domestiques qui succombent aux atteintes d'une épizootie?

Si, aux yeux des gens éclairés, les rhabilleurs manquent des connaissances qui sont nécessaires pour réduire les fractures et les luxations des os, quels sont donc les fondements sur lesquels ils font reposer leur réputation colossale? Quel est ce prestige qui rend leur nom populaire, qui les entoure d'estime et de respect, qui les recommande à la foule comme étant seuls en possession d'un art dont ils ne connaissent pas même le nom?

Parmi les admirateurs de leur talent, les uns prétendent que, chez eux, une longue pratique peut remplacer avantageusement les études qui leur manquent. Oh! sans doute, la pratique est un grand maître, mais seulement lorsqu'elle est éclairée par les principes de l'art. Hors de là, ce n'est plus qu'une routine aveugle qui s'égare dans des chemins inconnus, qui agit sur des corps dont elle ignore la structure, et qui fait quelquefois le bien, très-souvent le mal, toujours suivant les caprices du hasard.

Pour d'autres, le génie des rhabilleurs prend son origine dans une cause occulte, mystérieuse et surnaturelle. Est-il besoin de réfuter une opinion qui n'a d'autre fondement que l'absurde ?

Enfin, beaucoup de personnes trouvent une preuve d'habileté dans des cures dont quelques-unes sont réelles, dont la plupart sont supposées. Une fracture étant donnée, simple, sans complication d'autres accidents, sans lésion des parties voisines, sans déplacement notable des fragmenls de l'os, un simple bandage contentif sera suffisant pour amener la réduction, et je pense qu'un rhabilleur saura, tant bien que mal, appliquer ce bandage. De là, un succès ; et un succès conduit un rhabilleur à la célébrité.

Mais quatre-vingt-dix-huit fois sur cent, ces cures, qu'ils prônent avec tant d'assurance et qui fascinent en quelque sorte les yeux des gens de la campagne, ces cures, dis-je, sont supposées et mensongères. Un homme fait une chute ou reçoit un coup sur la poitrine : ses côtes, naturellement flexibles, obéissent, sans se briser, à la force qui les comprime; cependant, le rhabilleur déclare qu'elles sont *enfoncées, écaillées, cassées en plusieurs morceaux*; un bandage est appliqué ; un onguent merveilleux est employé en frictions sur le siége de la prétendue fracture ; quelques jours après, le malade est radicalement guéri....

Dans d'autres cas, c'est le *crochet de l'estomac qui est démis* : existe-t-il un crochet de l'estomac ? non. Existe-t-il dans les intestins une anse à laquelle ce prétendu crochet puisse s'adapter ? non. Telle est du moins la réponse que feront à ces questions tous les hommes qui ont ouvert des cadavres, tous les anatomistes qui ont passé leur vie à dévoiler les secrets de l'organisation physique de l'homme. Cependant, le rhabilleur déclare le contraire : à l'instant même, des manœuvres brusques et violentes sont pratiquées pour ramener le crochet à sa place naturelle ; d'abord, l'opérateur promène ses mains dures et calleuses sur les parois du ventre ; puis il les enfonce dans cette cavité, saisit les organes qui y sont renfermés, et les réunit en un seul paquet qu'il broie ensuite avec force..... Torture horrible pour le patient, mais d'autant plus efficace, au dire du bourreau, qu'elle aura fait souffrir des douleurs plus atroces !

Heureux encore les malades, lorsque les manœuvres criminelles des *maîtres* n'ont pas pour eux de plus funestes conséquences ! Mais il arrive souvent que les organes intérieurs, fortement compromis par suite d'une chute ou d'une violente contusion, réclament, pour revenir à l'état normal, un mode de traitement rationnel et méthodique.

Le médicastre, concentrant son attention sur une fracture qui n'existe pas, méconnaît et abandonne à elles-mêmes des lésions profondes, qui, alimentées par défaut de secours et exaspérées par des manœuvres imprudentes, entraînent souvent le malade à la mort. Entre mille exemples, je choisis le suivant :

Un enfant de quatorze ans tombe sur le côté droit et ressent immédiatement après une douleur profonde dans la région du foie. Le *maître* du lieu croit reconnaître une fracture, applique un appareil et laisse les parents du malade dans la ferme conviction que ce dernier n'a aucun danger à courir. Cependant, quinze jours après, les douleurs ayant augmenté d'intensité et l'état général du malade paraissant alarmant, je suis appelé et je reconnais une violente inflammation du foie avec un commencement de foyer purulent vers la partie interne et inférieure de cet organe. Je communique au père toutes mes inquiétudes sur l'issue de la maladie, et, comme sa foi dans le rhabilleur n'est point encore ébranlée, il le fait appeler de nouveau. Cette seconde visite fut funeste au pauvre malade : le rhabilleur, ayant cru trouver en lui des symptômes indiquant que le *crochet de l'estomac était démis*, déploya à l'instant même contre cette maladie les terribles ressources de son art. Comprimées fortement par les mains de l'opérateur, les parois du foyer purulent se rompirent: l'enfant vomit une grande quantité de pus et expira quelques minutes après.

Les rhabilleurs, quelque nombreux qu'ils soient, ne sont cependant qu'une des plantes parasites qui rampent dans le champ de la médecine: il en est mille autres encore, depuis le charlatan qui vend son baume sur des tréteaux, jusqu'au médicastre qui débite son spécifique avec brevet du gouvernement; depuis les cataleptiques jusqu'au prétendu docteur qui, comme le moine girovague dont parle le théologien Bailly, va planter sa tente nomade de village en village, bravant l'opinion publique qui demande de la dignité à l'homme de l'art, les lois qui exigent un diplôme, les malades qui veulent une capacité reconnue.

CHAPITRE III.

DES SORCIERS AU XIXe SIÈCLE.

Moins heureux que les rhabilleurs, les sorciers ont beaucoup perdu aujourd'hui de la vénération timide et superstitieuse qu'ils imposaient autrefois au vulgaire. L'art cabalistique ne fait plus entendre ses oracles du piédestal doré où l'avaient élevé des hommes dont le nom est resté dans l'histoire, charlatans habiles qui s'enrichissaient aux dépens de l'ignorance, esprits novateurs qui cherchaient à réaliser dans les creusets de la chimie les rêves d'une imagination délirante. Il a quitté les rues des grandes villes où il roulait dans de somptueux équipages, les salons où il étalait son luxe insolent, la haute société où il prenait des titres de noblesse que personne n'osait lui contester, les laboratoires où son génie est mort à la peine dans le grand œuvre de la transformation des métaux; il se traîne sans gloire et souvent sans profit dans les campagnes les plus désertes, n'ayant pour tout bagage que des haillons, le *grand Albert*, des plantes sans vertu et des grimaces qui n'imposeront bientôt plus qu'aux vieilles femmes et aux enfants.

C'est ainsi qu'aux talismans des Arabes, à la cabale des Égyptiens, au baquet de Mesmer, à la théosophie de Paracelse, aux miracles du diacre Pâris et de Cagliostro, de Cagliostro que Mesmer appelait l'ange des ténèbres, ont succédé, de nos jours, les manœuvres occultes du commun des sorciers, gens pauvres, souffreteux, difformes, cherchant dans la débauche une consolation à l'amertume qu'ils éprouvent d'être traités en parias dans la société, inspirant la terreur aux habitants des campagnes pour se venger de leur mépris et lever des impôts sur leur crédulité.

Les traditions de ce misérable sortilège se perpétuent de génération en génération, avec une scrupuleuse fidélité. Aujourd'hui comme autrefois, pendant les longues soirées d'hiver, les membres d'une même famille, réunis à leurs voisins autour du foyer domestique, se racontent des histoires imaginaires qui ne manquent pas d'un certain coloris poëtique, mais qui jettent dans l'esprit des auditeurs les germes d'erreurs grossières et les rendent accessibles aux craintes les plus puériles. Ces histoires sont aussi variées que nombreuses : tantôt c'est une vieille femme, aux cheveux rares et blancs, au front chargé de rides, couverte des haillons de la misère, qui, lorsque minuit annonce le retour du sabbat, s'accroupit sur son feu, se frictionne les articulations avec une graisse magique et disparaît soudain par la cheminée pour se rendre à la synagogue ; tantôt c'est un pauvre vieillard qui va mendier son pain de village en village, de porte en porte, et qui *donne des sorts* aux jeunes filles qui ne l'accueillent pas avec assez de bienveillance ; tantôt c'est un sorcier bienfaisant qui, moyennant une rétribution honnête, se charge de rendre la santé à tous ceux qui l'ont perdue......

Les sorciers possèdent des remèdes infaillibles contre toutes les maladies : les uns administrent à leurs cliens des infusions de plantes qu'ils ont cueillies au clair de la lune, sur le sommet le plus aride des montagnes ; d'autres assurent que nulle maladie ne peut résister à des paroles mystérieuses prononcées d'une certaine manière et un certain nombre de fois ; d'autres, par des contorsions, des grimaces, des gestes bizarres, se flattent d'anéantir tous les maux qui affligent l'espèce humaine ; quelques-uns même prétendent posséder le secret de reculer les bornes ordinaires de la vie et de rendre au vieillard force, jeunesse et santé....

A ceux qui seraient étonnés de trouver tant d'effronterie d'une part, tant de superstitieuse crédulité de l'autre, je citerai Pline le naturaliste, l'un des plus grands hommes de l'histoire ancienne, qui conseillait d'aller cueillir certaines plantes sur le mont Aventin, à minuit, au clair de la lune, de les déposer sous le chevet du malade et d'attendre ensuite la guérison avec une parfaite confiance. Tant il est vrai que les hommes les plus éminents ne peuvent jamais s'affranchir complétement des préjugés de leur siècle !

J'ai connu un sorcier qui était savoyard, et plus que savoyard, tarantaisien. Comme tous les hommes à qui le ciel réserve des destinées mystérieuses et excentriques, il avait quitté de bonne heure son pays natal, et, après plusieurs années d'une vie nomade et vagabonde, il avait fixé sa demeure dans les rochers qui dominent le lac du Bourget ; il était âgé de quarante-cinq ans environ ; sa taille était petite, mais serrée et bien prise ; sa tête était grosse, anguleuse, bourgeonnée, d'une coloration de pourpre très-prononcée; au-dessous d'une espèce d'arcade tronquée, formée par le rapprochement du nez et du menton, la bouche s'allongeait transversalement de l'une à l'autre oreille et laissait voir une double rangée de dents blanches, inégales et aigües: au dessus, deux petits yeux de teinte cendrée, profondément enfoncés dans leur orbite, roulaient agités d'une inquiétude continuelle. Enfin, cette tête énorme semblait doubler de volume et devenir monstrueuse sous une épaisse forêt de cheveux rouges et crêpus que le peigne et les ciseaux n'avaient jamais profanés. Au total, cet homme était complétement disgracié de la nature sous le rapport des attributs qui constituent la beauté; aussi, il avait choisi la seule profession qui pût le mettre à même d'entretenir avec ses semblables quelques relations sociales: il s'était fait sorcier.

Sa science cabalistique n'avait inspiré que peu de confiance à ses compatriotes de Savoie, et cela parce que nul n'est bon prophète dans son pays, même un sorcier. En revanche, il l'exerçait dans toute sa plénitude, sans contrôle et sans contestation, sur les montagnes qui s'élèvent au nord des deux Abbergements, et qu'on pourrait appeler les hyglands de la vallée romaine.

Quels étaient ses moyens de transport? possédait-il la fameuse graisse magique, véhicule plus prompt que la vapeur, plus rapide que le gaz des aéronautes? exerçait-il sur les éléments un empire absolu et pouvait-il voyager à son gré dans les flancs noirs des nuages ou dans les ondes transparentes des vents? nul ne le savait; mais tous étaient persuadés qu'il avait à sa disposition des machines locomotives aussi commodes que légères, et qui n'étaient connues de personne.

Un jour, il fut appelé dans une grange de la montagne pour donner des soins à une jeune fille chlorotique. Il arriva à onze heures du soir, examina la malade sans lui adresser une seule question, et lui déclara que son affection lui avait été *donnée*, mais qu'elle en serait délivrée dans quelques heures. Effectivement, à minuit, l'exorcisme commença. La malade était couchée dans son lit, pâle, tremblante et saisie de frayeur; debout et seul à côté d'elle, le sorcier se fit apporter deux chandelles qu'il plaça, l'une à la tête et l'autre aux pieds du lit; puis deux bouteilles de vin et un verre qu'il déposa sur une table à sa portée. Tout à coup, il se mit à psalmodier à voix basse des paroles incompréhensibles, fit plusieurs signes de croix sur la malade et but d'un seul trait un grand evrre de vin. Après quelques minutes de recueillement, il recommença cette opération une première, puis une seconde, puis une troisième fois; et à chaque reprise, il élevait graduellement la voix et finit par faire entendre des hurlements tellement étranges et bizarres que la jeune fille, vaincue par la terreur, poussa un cri de désespoir et perdit complétement connaissance. Etait-elle guérie? oui, de tous maux ou à peu près, car elle rendit le dernier soupir deux jours après.

Si mes notes sont exactes, cette scène, tout à la fois burlesque et dramatique, se passait dans le mois de juillet 1835.

Quelques mois plus tard, un cadavre hideux fut trouvé sur les bords du chemin; c'était le sorcier savoyard qui, à la suite d'une orgie de cabaret, avait été frappé d'une attaque d'apoplexie foudroyante: pauvre sorcier! lui qui savait si bien lire, pour les autres, dans le grand livre des futurs contingents, il n'avait pu déchiffrer la page noire où il était écrit qu'un coup de sang le laisserait sans vie sur une grande route!.....

Le sorcier savoyard a laissé, dans la contrée, quelques disciples qu'il avait initiés aux mystères de la magie et qui paraissent devoir hériter de la célébrité de leur maître. Un dimanche, pendant les vêpres, deux de ces adeptes entrèrent dans un cabaret et prirent place à une table autour de laquelle siégeaient joyeusement plusieurs conseillers municipaux à la tête des notables de la paroisse. Un silence absolu accueillit d'abord l'arrivée des deux nouveaux-venus ; puis les yeux de tous les convives se fixèrent sur eux avec un sentiment d'anxiété. Bientôt, la terreur devint générale lorsqu'on vit les sorciers sortir des plantes de leurs poches, les déposer au fond de leurs verres et les arroser de vin avec accompagnement de signes cabalistiques. Nulle protestation ne se fit entendre ; mais les conseillers municipaux et les notables évacuèrent prudemment la salle, s'estimant fort heureux que le diable, évoqué sans doute par les magiciens, ne fût pas venu en personne leur adresser des félicitations sur la manière peu édifiante dont ils célébraient le saint jour du dimanche.

Veut-on encore un exemple de l'effronterie des sorciers et de la crédulité stupide de leurs dupes ? Une femme malade envoie consulter une prétendue sorcière qui a le talent de juger, d'après l'inspection des urines, de la nature de la maladie et du traitement qu'il faut lui opposer. Voici quel fut l'oracle que rendit la sybille : « Retournez dans votre village, dit-elle aux ambassadeurs de la malade, et, quand la nuit sera venue, pénétrez dans le jardin de M. le curé et arrachez la plus belle racine jaune que vous y trouverez; vous la creuserez profondément de manière à en faire un tube ouvert seulement à l'une de ses extrémités; vous remplirez le tube avec l'urine de la malade et vous le suspendrez à la crémaillère de la cheminée pendant vingt jours; le vingt-unième, la malade sera guérie ». La malade mourut dix-neuf jours après.

Le dimanche suivant, les gros bonnets du village, réunis en groupes sur la place publique, faisaient l'oraison funèbre de la défunte et émettaient des doutes philosophiques sur l'efficacité du traitement prescrit par la sorcière. Le raisonneur de l'endroit (il y a des raisonneurs partout) vint heureusement raffermir leur foi chancelante. « Si la malade est décédée, dit-il à ses auditeurs émerveillés de sa sagacité, c'est la faute de la mort et non la faute du remède. La sorcière avait bien dit que la malade ne serait guérie que le vingt-unième jour; pourquoi est-elle morte le dix-neuvième? le remède n'a pas eu le temps d'agir. »

En vérité! en vérité! je suis de l'avis de Boileau:

De Paris au Pérou, du Japon jusqu'à Rome,
Le plus sot animal, à mon avis, c'est l'homme.

Quand donc luira, dans les campagnes, le soleil de la civilisation pour faire fuir loin de nous, comme des oiseaux de nuit, les pseudo-docteurs, les sorciers, les rhabilleurs, les bohémiens et tant d'autres médicastres qui vivent grassement au milieu des dupes, si mal avec les lois, et en si bonne intelligence avec MM. les gens du roi !

CHAPITRE IV.

DES CONTRE-VERS.

On croit généralement que presque toutes les maladies des enfants reconnaissent pour cause déterminante la présence des vers dans les cavités intestinales. Cette croyance est une erreur, erreur d'autant plus dangereuse qu'elle conduit à adopter un mode de traitement entièrement opposé à celui que réclament les affections dont les enfants sont communément atteints.

Le préjugé contre lequel je m'élève a des racines tellement profondes, non seulement dans l'esprit du peuple, mais encore dans l'esprit de certains médecins qui nient systématiquement tous les progrès que la science a faits depuis trente ans, que j'irai au delà de ce qu'on pourrait appeler une allégation purement gratuite et personnelle. A l'appui de mon opinion, je citerai des hommes illustres qui ont consacré leur vie tout entière à l'étude spéciale des maladies des enfants ; enfin, j'expliquerai ma pensée et je tâcherai de la rendre intelligible à tous les hommes qui ne se laissent pas égarer par les préventions.

« On trouve dans la plupart des auteurs, dit Guersent, beaucoup d'erreurs ou même des relations fabuleuses sur cet objet (la présence des vers dans les intestins), et peu de notions précises. Plusieurs praticiens ont été tellement frappés de cette vérité, qu'ils sont tombés dans une sorte de scepticisme relativement aux maladies vermineuses. Cette opinion est celle de plusieurs hommes très-distingués, et même de ceux qui, comme Rudolphi, Bréra, Bremser, se sont le plus occupés de ces maladies. Sauf quelques exceptions, j'engage les praticiens, dit Bremser, à ne pas attacher trop d'importance à la présence des vers, et encore moins à une évacuation de ces animaux, quand il s'agit de déterminer la cause d'une maladie. C'était aussi la manière de voir d'Albers de Brêmen. Il est certain, en effet, qu'on a très-souvent attribué à la présence des vers plusieurs maladies auxquelles ces animaux sont entièrement étrangers. C'est surtout dans l'étude de la pathologie des enfants qu'on est le plus à même de se convaincre de cette vérité. On a toujours fait jouer un rôle beaucoup trop important aux vers dans les maladies du premier âge. A mesure que cette partie de la pathologie se perfectionne, on reconnaît que la plupart des enfants qui succombent après avoir rendu des vers, ou même en en ayant encore, sont affectés de maladies aiguës ou chroniques qui laissent après la mort des traces incontestables de leurs effets, et qui par elles-mêmes sont nécessairement mortelles ».

On a dit, on a répété que la présence des vers dans le canal intestinal déterminait très-souvent des convulsions générales qui entraînaient la mort des enfants. Écoutons encore Guersent, car ce praticien est, de nos jours, l'autorité la plus imposante que l'on puisse invoquer sur cette matière: « Dans tous les cas où j'ai retrouvé des phénomènes nerveux et des convulsions mortelles chez des enfants affectés de vers, il existait évidemment une maladie cérébrale, pulmonaire ou gastro-intestinale, indépendante de la présence de ces animaux ».

Quelle est donc la nature des affections qui sont si communes pendant le premier âge? Ces affections sont de nature inflammatoire, on ne peut pas en douter, et leur siége est le plus souvent dans les voies intestinales. Pourquoi cela ? parce que le tube digestif, chez les enfants, est doué d'une exquise sensibilité; parce qu'étant le centre et le foyer où s'élaborent les matériaux qui doivent compléter l'organisation physique, il a reçu en partage une plus grande somme de vitalité qui l'expose nécessairement à de nombreuses maladies. Plus tard, ce sera le tour des organes de la respiration; les affections de la poitrine sont effectivement très-communes chez les adolescents et chez les adultes. Plus tard encore, ce sera le tour du cerveau; voyez combien de vieillards meurent d'apoplexie, de démence et d'autres affections cérébrales.

Je sais qu'on rencontre souvent des vers dans les intestins des enfants malades; mais ces animaux sont très-rarement la cause première et essentielle de la maladie; ils en sont un effet, une complication, un symptôme, et rien de plus.

Attaquez la maladie sans prendre en considération la présence des vers, et les vers disparaîtront sans que vous ayez besoin de recourir contre eux aux secrets des vieilles femmes, et aux remèdes bien plus dangereux encore de la polypharmacie.

S'il est vrai, et la chose me paraît incontestable, que la plupart des maladies des enfants sont des *échauffements d'entrailles*, il faut proscrire avec soin du traitement qu'on leur fait subir tous les médicaments irritants. Or, les médicaments dits vermifuges participent tous plus ou moins de ce caractère, depuis le *semen-contrà* et la *mousse de Corse* jusqu'aux substances minérales, telles que *le zinc*, *l'étain* et *le calomel* ou mercure doux.

Il est des mères qui, par *précaution*, administrent avec profusion les vermifuges à leurs enfants, excellent moyen d'appeler les maladies que l'on veut conjurer. Il en est d'autres qui suivent la même méthode, parce que la démangeaison des ailes du nez est, pour elles, un symptôme infaillible de l'affection vermineuse. Eh bien, cette démangeaison n'est le plus souvent occasionnée que par les concrétions des mucosités que les enfants ne peuvent pas rejeter, par la raison bien simple qu'ils ne savent ou ne veulent point se moucher.

En thèse générale, on doit opposer aux maladies des enfants les bains, les tisanes adoucissantes et le régime. Les bains sont un remède héroïque contre les inflammations, surtout chez les enfants dont la peau est douce, poreuse et absorbe une très-grande quantité de liquide. Accoutumer de bonne heure les enfants à supporter les bains, à s'y plaire, c'est leur créer des conditions de bonne santé, c'est éloigner d'eux les maladies, c'est enfin s'assurer contre elles une ressource dont on pourra tirer un parti très-avantageux. Les tisanes adoucissantes produiront aussi de très-bons effets, et cela par les raisons que nous avons expliquées dans un autre chapitre. Enfin, s'il est vrai que les écarts de régime soient la cause déterminante d'un grand nombre de maladies chez les enfants, un régime choisi avec discernement devra contribuer puissamment à rétablir leur santé.

Au début de ma pratique, je fus appelé à donner des soins à un enfant dont les quatre frères aînés étaient morts en bas âge, *tués par les vers*, me dit le père, *malgré tous les remèdes qu'on leur avait fait prendre*. Les malheureux avaient fait une effrayante consommation de vermifuges! Celui qu'on soumettait à mon examen avait les lèvres rouges et sèches, le ventre tendu et douloureux, le pouls vif et petit, des vomissements, la diarrhée....... Il présentait, en un mot, tous les symptômes de l'inflammation aiguë de l'estomac et des intestins. Avec beaucoup de peine, je fis entendre au père que les vers ne jouaient qu'un rôle très-secondaire dans cette maladie; qu'il fallait s'abstenir de donner des contre-vers; que les bains, le régime et les boissons adoucissantes étaient les seuls moyens à employer pour guérir son enfant. Mes conseils furent suivis et le petit malade se rétablit en très-peu de temps. D'autres enfants sont survenus depuis, ayant, comme leurs aînés, des prédispositions très-marquées aux affections muqueuses des voies digestives; ces prédispositions ont été combattues avantageusement par les bains, et la petite famille a joui jusqu'à présent d'une santé que les vers ne sont pas venus altérer.

D'après les renseignements qui m'ont été donnés sur les symptômes de la maladie qui avait emporté les quatre aînés, et sur le traitement auquel ils avaient été soumis, je ne doute pas qu'ils n'aient succombé à une gastro-entérite aiguë, exaspérée par les contre-vers.

La nature des maladies du bas âge étant reconnue inflammatoire dans la majorité des cas, je me hâte d'avouer que la santé des enfants est quelquefois compromise d'une manière très-sérieuse par la présence seule des vers dans le tube digestif. Mais le fait que le préjugé a voulu généraliser est au contraire rare et exceptionnel; et, quand il se présente, je pense qu'il ne faut encore employer les vermifuges qu'avec beaucoup de ménagements et de précautions.

Chez les enfants au-dessous de cinq ou six ans, je fais usage, pour combattre les affections vermineuses, d'un moyen simple et inoffensif qui me réussit presque constamment : je donne aux petits malades une, deux, trois ou quatre cuillerées d'huile d'amandes douces édulcorée avec un peu de sirop de limon; quelques heures après, les vers sortent avec les matières fécales qui sont chassées par l'action du remède. Si le nombre des déjections alvines n'est pas jugé suffisant, je conseille le lendemain quelques cuillerées à bouche de sirop de chicorée, ou je remplace l'huile d'amandes douces par une petite dose d'huile de ricin fraîche. Il est très-rare que l'un et l'autre de ces moyens ne produisent pas tout l'effet que j'en attends.

CHAPITRE V.

DES MALADES IMAGINAIRES — DES PURGATIONS ET DES SAIGNÉES PRÉSERVATIVES.

Il est des hommes qui, sans être malades, sont poursuivis par l'appréhension incessante de perdre la santé. Essentiellement méthodistes dans tout ce qu'ils font, ils mangent toujours aux mêmes heures et toujours la même quantité d'aliments, persuadés qu'un gramme de pain en plus déterminerait chez eux une indigestion, et qu'un gramme en moins les vouerait infailliblement aux tourments de la faim et par suite à un état de faiblesse d'où ils auraient peine à se relever. A table, ils s'occupent, avec un sérieux qui les rend étrangers à la conversation des autres convives, du choix des mets, de la mastication, de la déglutition, en un mot de tout ce qui constitue le repas matériel d'une machine organisée. Sur les places publiques, vous les voyez se promener lentement, gravement, comptant leurs pas; et, s'ils rencontrent par hasard un médecin, ils lui adresseront volontiers la question que le malade imaginaire de Molière adressait au fameux Diaphoirus: « Docteur, faut-il me promener en long ou en large? » Craignez de lier conversation avec eux; si vous leur parlez histoire, littérature, ils vous parleront médecine, pharmacopée; si vous citez Cicéron, Racine, Voltaire, ils vous jetteront à la face les noms de Frank avec ses grains de santé, de Leroy avec son remède, et de Rouvière avec *La médecine sans médecin.*

Du reste, ne leur demandez pas des nouvelles de leur santé; une cuisinière imprudente a laissé tomber dans le potage deux grains de sel au-dessus de la dose ordinaire, et la digestion se fait laborieusement; un nuage chargé d'électricité a passé à travers un ciel serein, et la migraine est arrivée avec ses noires mélancolies; une légère brise du nord a succédé brusquement au vent chaud du midi, et des douleurs nerveuses s'irradient dans leurs articulations malades.

Alors, on consulte le registre dans lequel on dépose chaque jour l'état de sa santé, et l'on trouve qu'il s'est écoulé au plus juste trois mois depuis la prise de la dernière purgation ou depuis la dernière saignée; d'ailleurs l'almanach annonce le retour du solstice d'été, d'une révolution lunaire, l'apparition prochaine d'une comète; puis on trouve dans les aphorismes de ce livre précieux qu'il fait bon saigner et bon purger *pour dissiper le mauvais sang et phlegme*..... Comme l'autorité de l'almanach est aussi infaillible dans ses prescriptions médicinales que dans la supputation des jours et des mois, que dans ses pronostics de bon et de mauvais temps, on s'émétise et l'on se fait ouvrir la veine régulièrement tous les trois mois.

Et cependant rien n'est plus pernicieux que cet usage des purgations périodiques, surtout lorsqu'elles ne sont pas indiquées par des signes que le médecin seul peut reconnaître et apprécier. Elles irritent la membrane interne de l'estomac et des intestins ; sous l'influence de cette irritation, la sécrétion de la bile et du mucus se fait en plus grande quantité ; et il n'est pas rare qu'une personne, après s'être purgée pour se guérir d'une maladie qu'elle n'avait pas, soit atteinte de cette même maladie, précisément parce qu'elle s'est purgée. Ajoutez à cela que cette irritation, renouvelée et alimentée par des purgatifs pris à des intervalles plus ou moins rapprochés, finit à la longue par passer à l'état permanent et chronique;

de là des ulcérations intestinales et des maladies de langueur dont la mort est presque toujours le fatal dénoûment. Existait-il un moyen infaillible de prévenir ces maladies? oui, et ce moyen était bien simple : s'abstenir de purgations et suivre un régime doux et tempérant.

Les saignées de précaution ne sont pas moins nuisibles. Il me suffira, pour démontrer cette assertion, de citer un fait qui est fondé sur l'observation de tous les médecins, c'est que la prédominance du système sanguin est toujours en raison directe de la quantité des évacuations sanguines pratiquées sans une nécessité urgente; en d'autres termes, un homme est d'autant plus sanguin qu'il se fait saigner plus souvent. Donc les saignées préservatives provoquent les maladies au lieu de les prévenir.

Je ne me lasserai pas de le répéter : l'abus des médicaments expose à de grands dangers et prouve dans ceux qui s'en rendent coupables beaucoup de faiblesse dans l'esprit et de pusillanimité dans le cœur. « Ils ne peuvent concevoir, dit un des rédacteurs du *Dictionnaire de médecine*, que la véritable thérapeutique ne peut être fondée que sur la connaissance exacte et précise de toutes les circonstances des maladies; qu'un petit nombre d'agents dirigés d'après ces indications suffisent au médecin habile pour traiter et guérir toutes les maladies; que le succès du traitement ne dépend pas du nombre des moyens, mais de leur opportunité; ils ne peuvent concevoir qu'un conseil d'hygiène est souvent bien plus efficace qu'une drogue savamment préparée; qu'il est bien plus efficace de rassurer le malade sur son état que de lui faire avaler des potions anti-spasmodiques; qu'il vaut mieux enfin le soustraire à la cause qui a dérangé sa santé que de le gorger de drogues.»

Après avoir cité ce passage, je dois faire remarquer que M. Rostan blâme l'excès et l'inopportunité des médicaments, sans en proscrire l'usage. Il est en effet une foule de substances qui peuvent être ou des poisons mortels ou des remèdes bienfaisants, suivant qu'elles sont employées en temps convenable ou inopportun, par des mains inhabiles ou par les hommes qui étudient leur art avec zèle et le pratiquent avec conscience.

CHAPITRE VI.

DU REMÈDE LEROY.

—

Il est un remède fameux dans les annales du charlatanisme, c'est le remède Leroy. Il a enrichi son heureux inventeur; il a fait vivre des milliers de malheureux qui mouraient de faim avant d'avoir reçu de Leroy un diplôme de docteur et une patente pour vendre son remède; il a tué beaucoup de ceux qui en ont fait usage; il a fait du scandale dans les gazettes, du scandale devant les tribunaux, du scandale dans les livres, du scandale partout.... En fallait-il davantage pour lui conquérir la réputation colossale dont il a joui en Europe? En vérité, s'il est une chose étonnante dans son histoire, c'est qu'après avoir fait tant de bruit et tant de victimes, ses jours de lugubre prospérité n'aient pas été plus longs.

Hélas ! encore quelques années, et le remède Leroy sera tombé dans le gouffre de l'oubli où l'attendent depuis longtemps des devanciers, qu'on appelait autrefois *Catholiques doubles*, *Catholiques simples*, *Vin thébaïque*, *Poudre des trois diables*, *Poudre de joie*, *Elixir de longue vie*, *Grains de vie*, *Grains de santé*, etc., vraie procession de génies malfaisants qui s'échappaient de l'officine du charlatanisme comme les miasmes contagieux d'un foyer où règne la peste.

Cependant, quelques ardents sectateurs lui restent encore fidèles, les uns par conviction, les autres parce qu'il est dur de renoncer à une profession qui était tout à la fois honorable et lucrative. Les premiers sont des gens honnêtes, consciencieux, désintéressés, mais appartenant à cette classe d'hommes de qui l'évangile a dit : *beati pauperes spiritu*. Une idée trouve à se loger dans leur cerveau avec d'autant plus de facilité qu'elle est plus merveilleuse, plus incompréhensible...... Or, quelle idée plus excentrique que celle-ci : *Le vomi-purgatif est un remède infaillible contre toutes les maladies*. Attendri, étonné, subjugué, le sectateur désintéressé accueille cette idée dans toute sa signification, dans toute son étendue ; il la caresse, il la nourrit avec affection, il s'en fait une idée fixe ; dès lors, toute cure lui devient facile ; armé de son redoutable vomi-purgatif, il chasse par toutes les voies naturelles, comme autant d'esprits immondes, toutes les maladies qui ont fait élection de domicile au dedans et au dehors de notre corps. Nulle infirmité humaine ne peut lui résister : hernies, plaies, contusions, maladies de la peau, maladies de la tête, maladies du ventre et de la poitrine, tout cela disparaît comme par enchantement sous l'action de son puissant remède.

Enfin, l'idée fixe fait de tels progrès dans le cerveau du sectateur désintéressé et consciencieux, qu'il arrive bientôt à cet état moral où toutes les idées sont des hallucinations ; désormais, rien ne pourra lui dessiller les yeux ; le flambeau de la vérité qu'on voudrait approcher de son cerveau s'éteindrait comme la lumière qu'on plonge profondément dans un flacon rempli d'hydrogène. Il perdra, il tuera peut-être ses parents, ses amis, ses voisins, et, comme Galilée dans son cachot, il s'écriera avec conviction : «Et cependant le vomi-purgatif est un remède infaillible contre toutes les maladies. »

Plaignez, plaignez le sectateur désintéressé et consciencieux ; mais ne le blâmez pas.

Quant à ceux qui vendent le remède Leroy pour gagner leur vie, tout ce qu'on peut en dire, c'est qu'ils devraient choisir un métier plus honnête. J'aimerais mieux, dans l'intérêt de l'humanité et dans l'intérêt de leur âme, les voir croque-morts, infirmiers ou valets attachés au service de l'exécuteur des hautes-œuvres.

Le lecteur n'attend pas de moi que je m'attache à repousser les prétentions ridicules de Leroy. Comment réfuter sérieusement une opinion qui n'a pas même un système sur lequel on puisse l'étayer, une opinion dont rien ne peut égaler l'absurdité, si ce n'est l'impudeur de celui qui l'a émise ? D'ailleurs, le vomi-purgatif est en plein discrédit.... Avis aux charlatans qui se sentiront la force et le courage de faire oublier Leroy et de lui succéder. Il me reste, pour compléter la tâche que je me suis imposée, à faire connaître les observations physiologiques que j'ai faites sur les nombreux clients de ce remède.

Toutes les femmes qui font usage du remède Leroy sont vieilles, quelque soit leur âge. A vingt ans, elles ont des rides ; à trente, des cheveux blancs ; à quarante ans, elles sont décrépites ; leur peau est sèche et rugueuse ; le teint rose et transparent de leurs chairs est remplacé par une coloration terne et jaune ; leurs yeux, auparavant limpides, deviennent secs et vitreux ; plus d'embonpoint, plus de formes arrondies et gracieuses, plus de flexibilité dans la taille ; à la place de tout cela, une maigreur excessive et une roideur de squelette dans tous les mouvements ; et pour comble de malheur, toutes ces femmes, sauf quelques rares exceptions, deviennent inféconde s.

Les mêmes altérations physiques se remarquent dans les hommes qui confient à Leroy le soin de conserver et de rétablir leur santé. Vieillesse précoce, amaigrissement progressif, irritabilité nerveuse excessive, coloration maladive de la peau, faiblesse générale alternant avec des accès de fièvre plus ou moins longs, affaiblissement de la vue, enfin, mort prématurée : tels sont les effets inévitables du remède Leroy.

Conclusion. Fuyez avec le plus grand soin les sectateurs du vomi-purgatif. Le prétendu remède qu'ils veulent vous vendre ou vous donner n'est pas autre chose qu'un poison qui tarit profondément et pour toujours les sources de la vie.

CHAPITRE VII.

DES PRÉTENDUS SPÉCIFIQUES CONTRE LA RAGE.

—

Toutes les ressources que possède la pharmacie ont été essayées contre la rage confirmée, et toutes ont échoué ou n'ont obtenu que des succès douteux. Le traitement préservatif est le seul que les hommes de l'art puissent conseiller avec espérance de succès à ceux qui sont menacés de cette terrible maladie. Emporter les lambeaux de la plaie avec des ciseaux, en mettre le fond à découvert, en suivre toutes les sinuosités, attaquer ensuite le virus avec le fer rouge ou avec le beurre d'antimoine : tels sont les moyens, les *seuls* moyens à employer pour se soustraire aux atteintes de la rage.

C'est dans les cas où la science avoue avec modestie son impuissance que le charlatanisme proclame ses triomphes avec le plus d'impudeur. Que faut-il penser des remèdes mystérieux et infaillibles, des *spécifiques* qu'il a mis en vente contre la rage ? ce n'est pas autre chose qu'une marchandise sans valeur, vendue à la crédulité par un industrialisme coupable. Je sais qu'en prêchant cette vérité, je prêche dans le désert ; je sais que, bien longtemps encore, tous les hommes mordus par des animaux enragés iront avec empressement porter leur argent et leur confiance aux marchands de drogues contre la rage ; alors, je remplirai un devoir en leur donnant un conseil que j'ai souvent donné dans ma pratique : Vous voulez prendre le remède ? j'y consens, mais à une condition ; c'est que vous commencerez par vous faire cautériser. L'opération était pratiquée, le remède avalé deux jours après ; la maladie ne se déclarait pas et le charlatanisme avait tous les honneurs du succès.

Voici une anecdote qui se trouve dans les *Erreurs populaires* de Richerand : « Un honnête curé de campagne avait la réputation d'être fort habile dans les guérisons de ce genre, et de trente lieues à la ronde on lui amenait les hommes et les animaux mordus par des enragés. Il les guérissait, disait-il, par l'intercession de St. Pierre. Ayant réclamé mes soins pour un autre mal, je lui demandai de me rendre témoin de son traitement contre la rage. Il était possesseur d'une clef énorme ; on la croyait venue d'en haut; elle était de fer, d'un travail grossier, et remarquable seulement par sa grosseur démesurée. Le curé faisait rougir fortement la clef, et, dans cet état d'incandescence, l'appliquait aux morsures qu'il cautérisait ainsi complétement. Il devait par là prévenir la rage et réussissait presque toujours. Il n'était pas lui-même dupe de sa recette, et, aux réponses qu'il me fit, je vis bien qu'il était plus confiant à la puissance et aux vertus du feu qu'à celles de l'apôtre, utiles néanmoins à invoquer dans d'autres cas. »

Autrefois, on étouffait les enragés entre deux matelas; aujourd'hui, on les isole, on les fuit, on les enchaîne, on les parque comme des bêtes féroces. La première coutume était atroce; celle qui existe aujourd'hui est inhumaine.

En 1836, une jeune femme de la commune de Songieu fut mordue par un chien enragé. Elle prit le remède, négligea la cautérisation et s'endormit dans une fausse sécurité. Quarante-huit jours après, elle tomba gravement malade et je fus appelé à lui donner des soins. Arrivé près d'elle, sans avoir été prévenu des circonstances qui avaient précédé la maladie, je fus quelques instants avant d'en reconnaître la nature, tant les symptômes en étaient violents et insolites. Cependant le soupçon me vint que cette malheureuse pouvait être enragée : afin de m'éclairer, je demandai un verre et de l'eau; la malade me répondit que, depuis plusieurs heures, elle ne pouvait plus avaler sa tisane; j'insistai : au moment où je lui présentai le verre, je la vis tressaillir, et dans l'expression de ses traits se peignit une invincible horreur pour la boisson que je voulais lui faire prendre. A son insu, et après lui avoir mis un mouchoir sur les yeux, je trempai une plume dans de l'eau et j'en promenai les barbes humides sur ses lèvres. Elle bondit, s'échappa de mes bras et fut en proie à un horrible accès de perturbation nerveuse.

Le doute n'était plus possible, c'était la rage ! Je fus confirmé dans ce diagnostic par M. le curé de Songieu qui me raconta que, six semaines auparavant, la malade avait été mordue par un chien qu'on supposait être enragé.

J'ai peu quitté cette femme pendant trois jours qu'a duré sa maladie. Attentif à l'entourer de soins et désireux d'étudier la marche de la plus terrible maladie qui puisse frapper l'espèce humaine, j'étais là, muet d'horreur pendant les accès, et prodiguant les consolations aussitôt que le calme commençait à renaître. Les accès revenaient de quart d'heure en quart d'heure et duraient cinq minutes environ. La malade était avertie de leur approche par un sentiment de froid et d'horripilation intérieure ; sa respiration devenait haletante et des sanglots profonds sortaient de sa poitrine comme si elle avait été menacée de suffocation; ses yeux brillaient d'un éclat effrayant; la peau était brûlante, le pouls fréquent et fort, la soif ardente, et cependant les liquides étaient repoussés avec une répugnance profonde. Le système nerveux ne tarda pas à être attaqué : c'était d'abord un frémissement général, puis des secousses convulsives, puis des mouvements brusques, impétueux, désordonnés ; la malade s'agitait, se tordait sur son lit; elle poussait des cris de désespoir, des cris de détresse, des cris de fureur, des cris tellement déchirants qu'il eût été difficile de dire si le sentiment qu'on éprouvait en les entendant était un sentiment d'horrible frayeur ou de douloureuse pitié.

Enfin, cet horrible désordre avait un terme et faisait place à un état d'abattement et de tristesse extrême. La malade s'affaissait en quelque sorte sur elle-même, et le besoin de réparer ses forces semblait devoir appeler le sommeil ; mais le sommeil fuyait la pauvre enragée.

Pendant les accès les plus violents auxquels cette femme a été en proie, j'ai vainement cherché en elle cet instinct de férocité qui domine les animaux carnassiers atteints de la rage. Elle était furieuse, il est vrai ; mais sa fureur était sans objet et ne s'attaquait à personne. Constamment auprès d'elle, ma tête était quelquefois très-rapprochée de la sienne, mes bras entouraient son corps, et, dans les luttes que j'eus à soutenir pour l'empêcher de se jeter hors de son lit, ou d'aller se heurter contre les parois de la muraille, je ne me suis pas aperçu qu'elle ait eu une seule fois l'envie de me frapper ou de me mordre. Il parait même qu'elle conservait après les accès un bon souvenir des soins que je lui donnais ; elle m'en a témoigné sa vive reconnaissance à plusieurs reprises différentes.

Et cependant on a dit, on a écrit que les hommes et les animaux atteints de la rage sont possédés du besoin irrésistible de mordre : cela est peut-être vrai pour les animaux carnassiers; mais cela est faux pour les hommes et les animaux herbivores. Ces derniers, dans leur accès de rage furieuse, se servent des armes que la nature leur a données pour attaquer ou se défendre ; les bœufs frappent de la corne, les chevaux du pied, les moutons de la tête. Quant aux hommes, il est rare que les mouvements de fureur auxquels ils sont en proie soient tels qu'ils ne puissent pas les maîtriser ; et, quand cela arrive, ils n'ont recours à leurs dents, que lorsque leurs membres ont été soumis à une constriction douloureuse pratiquée avec des cordes ou des chaînes.

Avant Pinel, on regardait les malheureux aliénés comme des êtres dangereux contre lequels la société ne pouvait se défendre qu'en les plongeant dans de noirs cachots; on a fait justice de ces terreurs ridicules, de ces pratiques barbares. Il est temps aussi de prendre pour les pauvres enragés des sentiments plus humains.

CHAPITRE VIII.

LE RÉGIME ALIMENTAIRE, PENDANT LES CHALEURS DE L'ÉTÉ, DOIT-IL ÊTRE TONIQUE ?

—

J'ai lu dans plusieurs journaux, d'ailleurs fort estimables, des articles hygiéniques remplis d'erreurs sur les *précautions qu'il faut prendre contre les chaleurs de l'été.* Ces erreurs sont d'autant plus graves qu'elles touchent au régime de tous les jours et de tous les hommes, et que l'autorité des feuilles dans lesquelles elles ont été publiées peut les imposer aux lecteurs comme des vérités incontestables.

Les auteurs de ces articles établissent en principe que la chaleur, appelant la force vitale à l'extérieur du corps, diminue l'énergie intérieure dans une égale proportion. Cette proposition est fausse. En effet, il existe entre la surface extérieure et les grandes cavités du corps des sympathies tellement profondes que toutes les impressions ressenties par l'une se réfléchissent sur les autres. L'expérience de tous les médecins a sanctionné depuis longtemps cette loi de la physiologie. C'est ainsi que les maladies de la peau sont presque toujours accompagnées d'affections intestinales offrant souvent les mêmes caractères; c'est ainsi que, sous l'influence des fortes chaleurs de l'été, les fièvres gastriques, c'est-à-dire les irritations gastro-intestinales coïncident presque toujoure avec les diverses éruptions cutanées; c'est ainsi encore que les congestions sanguines vers la tête sont plus communes en été que dans les autres saisons de l'année; en effet, n'est-ce pas en été que les personnes prédisposées à ces affections accusent un état habituel de lassitude, des étourdissements, des pesanteurs de tête, des hallucinations, du trouble dans les facultés intellectuelles, un besoin incessant de repos et de sommeil ? or, ce sont là des symptômes précurseurs qui annoncent, dans un avenir plus ou moins éloigné, les congestions cérébrales.

Je citerai, à l'appui de ces réflexions, l'autorité d'un illustre médecin, M. Rostan: « D'après ce que nous venons de dire, il est facile de conclure que cette constitution de l'atmosphère prédispose aux congestions cérébrales, aux inflammations de l'encéphale et de ses dépendances, aux *maladies aiguës du canal intestinal*, enfin aux éruptions cutanées. Le cerveau, la peau et l'appareil digestif sont en effet des centres de fluxion sous une atmosphère chaude, et doivent être par cette raison exposés à de nombreuses maladies, ce qui est démontré par l'expérience. » *Dictionn. de médecine, tom.* 1er*, page.* 479.

Les écrivains auxquels je réponds ajoutent que, *pour combattre ces causes pernicieuses, tous les efforts doivent tendre à repousser la vie à l'intérieur, d'où la retire l'extrême chaleur, et qu'à cet effet on doit user d'un régime tonique.*

Le principe étant démontré faux, il devient inutile de réfuter les conséquences qu'on en a tirées. Ne sait-on pas d'ailleurs que les habitants des régions intertropicales ne doivent leur santé robuste qu'à une grande sobriété? ne sait-on pas qu'un peu d'eau dans une outre et de farine dans un sac suffisent à la journée du bédouin et du fellah égyptien? ne sait-on pas que les says font jusqu'à 70 lieues par jour, sur leurs dromadaires, à travers les sables des déserts, sous les rayons d'un soleil brûlant, n'ayant que de l'eau pour boisson, et pour aliments des fruits secs, des racines et une petite quantité de farine?

Si les habitants des contrées méridionales du globe se distinguent généralement par leur sobriété, cette vertu ne leur coûte ni de grands efforts ni de grands sacrifices. Ils subissent une nécessité; ils obéissent à une loi de conservation qui leur est imposée par la température de leur climat. Soyons sobres comme eux, lorsque le soleil darde des rayons ardents sur nos pays tempérés; réservons l'usage fréquent des viandes et des boissons alcooliques, du régime tonique en un mot, pour les saisons où le froid vient nous rendre l'appétit et la puissance digestive des habitants du nord.

Je place ici une question moins importante, celle de savoir s'il faut faire de l'exercice immédiatement après le repas. Je ne partage pas l'opinion des personnes qui ont résolu cette question d'une manière affirmative; le travail de la digestion est un travail difficile et qui, pour être complet, a besoin du concours de tous les autres organes. Fatiguer les membres après le repas, c'est priver l'estomac de leur coopération à l'acte de l'assimilation, c'est le frapper d'inertie, c'est jeter le trouble dans l'organisme tout entier, c'est se faire une digestion laborieuse et imparfaite. Aussi tous les peuples méridionaux consacrent-ils une heure au repos et quelquefois au sommeil, lorsqu'ils sortent de table. La pratique contraire, ainsi que nous l'avons dit page 27, pourrait peut-être, sans inconvénients, être adoptée par les hommes du nord dont les forces digestives sont bien supérieures aux nôtres, et qui vivent sous des climats dont le froid rigoureux ne peut être neutralisé que par de grands exercices.

CHAPITRE IX.

DE QUELQUES AUTRES ERREURS POPULAIRES.

Toute plaie simple, si elle est récente, peut se réunir immédiatement et se cicatriser en vingt-quatre ou quarante-huit heures, quelque profonde qu'elle soit du reste. Pour obtenir ce résultat, trois choses sont nécessaires : rapprocher les bords de la plaie et les maintenir dans cet état au moyen de bandelettes agglutinatives, les mettre à l'abri du contact de l'air et condamner au repos le membre malade. Ce principe de chirurgie pratique si simple et d'une exécution si facile est dû aux observations de quelques chirurgiens modernes, et sera fécond en grandes conséquences à mesure qu'on en étendra l'application. Cependant, il est d'usage d'arroser les plaies avec des baumes liquides dont le plus grand inconvénient est d'amener nécessairement à leur suite une suppuration longue et abondante ; d'où il résulte qu'une plaie qui se serait cicatrisée en un jour ou deux, si elle avait été pansée convenablement, ne l'est souvent qu'au bout de trois semaines ou un mois. Tant il est vrai que la médecine populaire, telle qu'on la pratique vulgairement, tend plutôt à contrarier les efforts salutaires de la nature qu'à les seconder.

Les vulnéraires que l'on fait avaler aux personnes qui on fait une chute ou qui ont reçu un coup violent, accélèrent la circulation et disposent ainsi à l'inflammation non seulement les organes qui ont été le siége de la contusion, mais encore ceux qui composent les appareils les plus importants de l'organisme. Les vulnéraires sont généralement composés de plantes aromatiques infusées dans une certaine quantité d'eau-de-vie. On a vu souvent les membranes du cerveau se prendre d'une inflammation mortelle, uniquement sous l'influence de ces boissons.

Les charlatans nomades qui vont de ville en ville, de village en village, vendant leur baume et leur vulnéraire, avec *permission de l'autorité*, font naître dans l'âme de l'homme éclairé un mouvement d'indignation contre leur coupable trafic et un sentiment de pitié pour les pauvres dupes qui achètent du poison, croyant acheter un remède propre à soulager leurs maux.

Au dire des gens de la campagne, tous les ulcères anciens que vous rencontrez chez eux reconnaissent pour cause, ceux des hommes une *gale rentrée*, ceux des femmes un *lait répandu*. Il nous serait facile de démontrer par le raisonnement que ces croyances sont erronées; mais il faudrait pour cela aborder des questions d'anatomie et de pathologie qui ne seraient intelligibles que pour un très-petit nombre de nos lecteurs. Comme notre besoin le plus essentiel est d'être compris de tout le monde, nous dirons à ceux qui partagent l'erreur que nous signalons sur la nature et la cause des ulcères chroniques:

Vous, vous avez des ulcères anciens et peut-être incurables, parce que vous avez négligé de vous soigner dès le principe, alors que l'ulcère n'était autre chose qu'une plaie simple qui pouvait se guérir en quelques jours par le repos et par un pansement rationnel.

Vous, vous avez des ulcères anciens et peut-être incurables, parce que vous avez affaibli et détérioré votre constitution, ou par les débauches, ou par les privations que vous vous êtes imposées par avarice, ou par un travail excessif, ou en bravant toutes les intempéries des saisons, trop confiant que vous étiez dans la force de votre santé.

Vous, vous avez des ulcères anciens et peut-être incurables, parce que, du jour où vous avez été mère jusqu'à celui où il ne vous a plus été donné de l'être, votre vie entière a été consacrée à nourrir, non seulement vos enfants, ce qui n'eût entraîné pour vous aucun danger, mais encore un bien plus grand nombre d'enfants étrangers que les hospices et les marâtres ont confiés à vos soins mercenaires.

Vous le voyez, la cause de vos infirmités est en vous, dans vos excès, dans vos imprudences, dans vos privations. Qu'est-il besoin d'aller la chercher dans une *gale rentrée*, maladie que vous n'avez peut-être jamais eue, ou dans un *transport laiteux* dont l'existence est une chimère ?

Le cautère est un des meilleurs moyens dont on puisse faire usage pour combattre certains ulcères anciens et un assez grand nombre d'autres maladies chroniques. Pourquoi les malades repoussent-ils ce moyen avec une invincible répugnance ? parce que l'établissement d'un cautère est selon eux une chose honteuse, parce qu'ils pensent qu'une fois ouvert, le cautère ne doit plus être fermé, à moins de faire courir des dangers de mort.....

Et d'abord, je ne vois pas pourquoi l'on rougirait de se faire ouvrir un exutoire pour sécher un large foyer purulent, ou pour se guérir d'une longue et cruelle maladie. Tous les jours, on demande des vésicatoires au médecin ; quelle est donc entre les vésicatoires et les cautères la différence qui répugne tant à votre pudeur ou à votre amour-propre ?

Quant à la durée du cautère, on le laissera ouvert jusqu'à ce qu'on ait obtenu les effets qu'on en attendait ; et, lorsque l'indication pour laquelle on l'avait mis n'existera plus, on le supprimera sans inconvénients, sans danger.

J'ai déjà dit que les habitants des campagnes faisaient un dangereux abus de la saignée. Il est de fait qu'à leurs yeux le médecin n'a jamais saigné assez abondamment, à moins que le malade ne tombe en syncope. Par forme de compensation, ils redoutent horriblement les sangsues, parce qu'ils se font une idée exagérée de la quantité de sang que doivent donner les piqûres de ces petits animaux. Si vous leur racontez que les médecins les plus illustres font appliquer, dans les hôpitaux, jusqu'à cinquante et même quatre-vingts sangsues, ils vous répondent avec naïveté que cette pratique ne les étonne pas, qu'elle a pour but de se *débarrasser* des malades. Il faut combattre ces erreurs, car elles paralysent les efforts du médecin en le privant d'un moyen énergique dont il pourrait tirer un très-grand parti dans les maladies graves.

Une autre erreur très-universellement répandue est celle qui consiste à croire que les noyés avalent une très-grande quantité d'eau, que cette eau pénètre dans les poumons et produit la suffocation. « Cependant, aucune goutte du liquide n'entre dans les voies de l'air ; le resserrement de leur ouverture, appelée *glotte*, s'y oppose au moment où la personne se noie ; et c'est seulement plusieurs heures après, lorsque le cadavre est complétement inanimé, que cette ouverture permet à l'eau de s'y introduire. Sur cette erreur, en apparence indifférente, est fondée la pratique dangereuse de suspendre le noyé par les pieds, pour lui faire rendre l'eau qu'il a avalée. Dans cet état, le sang descend et se porte sur le cerveau, de manière que si le noyé n'est point complétement mort par l'effet de la submersion, il périt apoplectique. » *Richerand, des Erreurs populaires, page* 142.

Y a-t-il des *songes prophétiques ?* Bien des gens vous répondront oui, et cependant il n'en est rien. Lorsque tous nos sens dorment d'un profond sommeil, l'esprit, recueilli en lui-même, complètement étranger à l'influence des corps environnants, servi et excité par les souvenirs que lui fournit la mémoire, élabore des idées, les compare, les juge; et, de raisonnement en raisonnement, il arrive quelquefois à des résultats qu'il avait vainement cherchés pendant la veille, préoccupé qu'il était alors des relations qui existent entre la nature et la vie organique et animale. Toutefois, le plus souvent l'esprit, abandonné à lui-même, forme des idées bizarres, des jugements faux et des raisonnements sans logique et sans méthode; la raison en est que les sens ne sont pas là pour corriger et modifier ses conceptions. En thèse générale, les rêves ne sont que des erreurs; prétendre que, par eux, et dégagé des liens de la matière, l'esprit peut plonger et lire dans l'avenir, c'est soutenir une absurdité.

CHAPITRE X.

LES MATRONES ET LES SAGES-FEMMES.

Les matrones sont de vieilles femmes qui, pressées par le besoin de se créer des ressources contre la misère, se font accoucheuses sans savoir le moins du monde ce que c'est qu'un accouchement.

Aux yeux des médecins, l'accouchement est un fait simple, naturel, qui s'accomplit presque toujours par les seules forces de la nature. « Si les » cas dans lesquels il est *indispensable d'agir* paraissent encore aujourd'hui assez fréquents, ils le » deviendront bien moins par la suite, à mesure » que les connaissances qui doivent faire la base » de l'éducation des sages-femmes se répandront » davantage; peut-être même deviendront-ils si » rares qu'alors on oubliera qu'il fut un temps » où l'accouchement, cette fonction si belle et si

» grande quant à sa fin, si naturelle et si sim-
» ple dans son exécution, quoique constamment
» très-douloureuse, était regardée comme une
» des plus importantes opérations de chirurgie et
» ne devait être confiée qu'à des hommes d'un
» grand talent. » (BAUDELOCQUE; *Principes sur l'art des Accouchements*.)

Nous avons apprécié bien souvent, près du lit de douleur des femmes en couches, la conduite des sages-femmes sorties des écoles spéciales où elles ont été initiées à ces importantes vérités. Lorsqu'elles ont reconnu la position de l'enfant, opération qu'elles font avec un discernement parfait, elles prodiguent à la femme qui va devenir mère les plus douces consolations; sans la fatiguer par des tentatives inutiles et dangereuses, elles lui parlent du progrès que fait l'accouchement, de l'espoir d'une délivrance heureuse et prochaine, et cet espoir est rarement déçu, parce qu'il est fondé sur la connaissance exacte du mécanisme de l'accouchement; enfin, elles soulagent les douleurs qu'elles souffrent par les soins les plus touchants, les plus délicats.

Aux yeux des matrones, l'accouchement est un fait contre nature, une maladie entourée de complications de toute espèce, et tous les efforts de leurs mains brutales leur semblent à peine suffisants pour conjurer les dangers qui menacent la malheureuse qui s'est confiée à leurs soins. Pour elles, accoucher une femme, c'est arracher avec violence l'enfant qu'elle porte dans son sein.

Guidées par ces idées fausses et par le désir de faire apprécier bien haut leurs détestables services, les matrones s'attachent à assombrir encore les images lugubres qui assiégent ordinairement l'esprit des femmes en couches. Les inquiétudes qu'elles prétendent éprouver se peignent sur leur figure, se montrent à demi dans les réticences de leurs paroles, se trahissent tout à fait dans les récits pleins d'exagération et de mensonges qu'elles adressent non seulement aux assistants, mais encore aux femmes en travail elles-mêmes.... C'est ainsi qu'elles ajoutent les angoisses de la terreur aux douleurs de l'enfantement, qu'elles jettent le désespoir là où les encouragements et les douces consolations seraient si nécessaires ; c'est ainsi que d'une scène de bonheur domestique elles font une scène de deuil.

Jusque-là, le mal produit par la présence de la matrone est grand, et cependant ce n'est rien encore en comparaison de celui qu'elle va faire, dans la conviction où elle est que l'accouchement deviendra d'autant plus facile qu'elle déploiera, pour le terminer, plus de force et de violence. Je ne vous la peindrai pas accroupie sur sa victime, la gorgeant de nourriture, de vin, de liqueurs et la préparant ainsi aux atteintes des terribles maladies qui suivent ordinairement les couches laborieuses; lui faisant souffrir d'intolérables douleurs, plongeant ses mains calleuses dans des cavités que la délicatesse de leur tissu et la pudeur font un devoir de respecter; allant chercher la tête de l'enfant, la saisissant avec ses doigts crochus, exerçant sur elle des tractions et des tiraillements au point de la déchirer, répondant par de grossières paroles aux plaintes de la femme qu'elle torture et poussant un cri de joie sauvage, quand enfin, en dépit de ses manœuvres meurtrières, la nature a consommé son œuvre.

Dans les accouchements difficiles, la matrone a presque toujours un double homicide à se reprocher. Si la conformation du bassin est vicieuse ou la position de l'enfant telle que la main d'un homme habile soit nécessaire pour opérer la délivrance, la sage-femme reconnaît la difficulté, prévoit le danger et réclame l'aide du médecin. Dans les mêmes circonstances, la matrone ne voit rien, ne se doute de rien; et après de longues et inutiles tentatives, elle se repose dans une funeste sécurité ; elle attend, elle temporise, elle promet à chaque instant une délivrance qui n'arrive pas.... jusqu'au moment où, épuisée par des efforts impuissants, la femme succombe sans avoir pu donner le jour à son enfant.

Après les accouchements ordinaires, la matrone ne manque jamais de façonner, de broyer, de pétrir la tête du nouveau-né, afin de lui donner une forme ronde et gracieuse ; elle ignore que ces manipulations sont tout à la fois inutiles et dangereuses : inutiles, parce que le crâne, composé d'os élastiques, revient nécessairement sur lui-même et reprend sa forme primitive au moment où cesse l'effort ; dangereuses, parce qu'elles meurtrissent le cerveau et peuvent lui imprimer de profondes altérations. « Qui assurerait, dit Richerand, que certains vices de l'entendement ne dépendent point, chez quelques individus, de cette manœuvre imprudente ? »

Arrivée à un âge où les infirmités ne lui permettent plus de se livrer à la pratique pénible des accouchements, la matrone se fait médecin ; elle coupe le filet aux enfants qui n'ont pas le filet ; elle ouvre un débit du remède Leroy ; elle donne des conseils et des drogues aux jeunes filles ; elle purge les vieilles femmes ; si ces branches d'industrie ne suffisent pas à ses besoins, elle réclame le droit d'ensevelir les morts ; et comme ces fonctions lui laissent nécessairement quelques moments de loisir, elle en profite pour *tirer les cartes*, pour *dire la bonne fortune*, pour se faire sorcière. Une fois investie de cette dernière profession, elle meurt dans la misère et dans l'impénitence finale.

Les matrones sont aux sages-femmes ce que les charlatans sont aux médecins, les chicaneurs consultants aux avocats, les rhabilleurs aux chirurgiens, les droguistes ambulants aux pharmaciens. Comme les charlatans, les avocats de village, les rhabilleurs, les vendeurs d'élixir et d'orviétan, elles entrent tout naturellement dans la classe de ces êtres qui vivent de fraude, de calomnie, de mensonge, de fourberie et d'impunité. (1)

(1) Quelques lecteurs seront tentés de croire que notre imagination seule a fait les frais du portrait de la matrone ; malheureusement il n'en est rien ; la matrone existe telle que nous l'avons dépeinte, et dans un grand nombre de villages elle est bien plus ignoble, bien plus dangereuse encore.

CHAPITRE XI.

LE PSEUDO-DOCTEUR.

Le charlatanisme médical, comme toutes les industries qui demandent beaucoup de savoir-faire et peu de savoir, a grandi avec la civilisation. Il s'est aperçu qu'aux yeux du peuple la pompe de ses tréteaux était un peu surannée, que la pluie et le soleil avaient terni les dorures de ses carrioles et les galons de ses costumes; que la magie de ses paroles, autrefois si puissante, ne provoquait plus que le sourire de la foule.... En un mot, il s'est aperçu que sa clientelle allait l'abandonner. Dès lors, il a cherché et trouvé un moyen infaillible de ressaisir tous les avantages et priviléges dont il jouissait autrefois: il s'est fait docteur à la face de la faculté qui ne le connaît pas, qui n'a rien de commun avec lui, à la face des magistrats qui s'inquiètent trop peu de surveiller l'exécution des lois qui régissent la pratique de la médecine.

Ainsi se modifient les professions avec les mœurs et les besoins des peuples. Tel individu, bon chrétien d'ailleurs, qui, pour vendre à la foule ébahie son baume merveilleux, aurait porté autrefois la longue barbe, le turban et le cimeterre d'un féroce delhys, débite gravement aujourd'hui son spécifique, coiffé du docte bonnet. Grâces en soient rendues à l'industrie, cette reine de nos jours, si puissante et si féconde! Elle avait créé l'asphalte, le bitume, les sociétés en commandite, l'homœopathie, la catalepsie; elle avait mis au monde Robert-Macaire, son enfant de prédilection; elle nous devait encore, elle nous a donné le pseudo-docteur.

La physionomie de ce personnage important de la société moderne offre des traits tellement saillants, tellement caractéristiques, qu'elle a droit aux honneurs du portrait. Ce sera d'ailleurs une adresse à l'usage de ceux qui seraient tentés de donner leur confiance à ces fils prétendus d'Hippocrate, qui ne seront bientôt plus méconnus que de leur prétendu père.

Le pseudo-docteur a généralement de trente-cinq à cinquante ans. On se rappelle l'avoir vu, pauvre enfant à l'intelligence faible, à la fibre molle et paresseuse, se traînant péniblement sur les bancs d'un collége communal; on l'a vu encore, dans les villes industrielles, faisant de vains efforts pour habituer ses mains inhabiles aux travaux de la classe des ouvriers ; plus tard, il occupe une mansarde au quartier latin et devient étudiant honoraire. Comme le carabin émérite et de profession, il va souvent à la barrière, souvent au café, souvent au théâtre, souvent flaner au Luxembourg; comme lui, il se donne successivement et à tour de rôle des airs de clubiste, de bousingot, de quaker, de fashionable, de tapageur, de *lion* même parfois. Mais il diffère du modèle qu'il veut copier, en cela que le vrai carabin, après les heures de folle dissipation, se livre avec ardeur au travail et regagne le temps qu'il a perdu; tandis que lui, élève amateur et seulement pour la forme, conserve une invincible répugnance pour l'étude. L'un visite les hôpitaux, suit les cours de l'école, vient régulièrement une fois chaque jour dans les amphithéâtres, passe ses examens et obtient des notes satisfaisantes; l'autre ne parle qu'avec dédain de la science, de la faculté et de ses professeurs. Enfin, le premier entre honorablement dans le sanctuaire de la médecine par la voie du travail et de l'intelligence ; l'autre, dans l'impossibilité d'y pénétrer, s'écrie en rentrant un beau jour dans ses foyers : « Et moi aussi je suis docteur ! »

Voilà donc un médecin de plus dans les campagnes, sans diplôme, il est vrai... Mais les sots ne s'en doutent pas; les érudits en rient dans leur sceptique appréciation de l'art médical ; le procureur du roi ferme les yeux ; les malades ont rarement la faculté de venir réclamer; les collatéraux se frottent les mains et tout marche au gré de tout le monde. Faut-il d'ailleurs tant de connaissances médicales pour guérir avec l'aide de la nature ou pour... laisser mourir? — pour ordonner dix sangsues au rhumatisant, dix sangsues au goutteux, dix sangsues à l'hydropique, dix sangsues au fébricitant, dix sangsues à tout individu qui se croira malade? En vérité, puisque l'art est si facile, je suis étonné qu'il se trouve des hommes assez simples pour consacrer à l'étude de la médecine une longue partie de leurs jours ; je suis plus étonné encore que tous ceux qui n'ont ni état ni fortune (et il y en a beaucoup) ne se fassent pas immédiatement docteurs-médecins.

Le pseudo-docteur est empesé comme tous les individus qui manquent d'éducation. Si le hasard le place quelquefois au milieu d'hommes recommandables par leurs lumières et par leur position sociale, il devient froid, raide et taciturne : froid, parce que la familiarité ne pourrait que lui attirer du mépris ; raide, parce que c'est l'attitude de ceux qui ne sont pas à leur place ; taciturne, parce que le silence est l'esprit des sots.

Il est tout autre avec les *fretins qui nagent dans les bas-fonds,* comme dit lord Byron ; vous le voyez alors prodigue de poignées de main, de caresses et de douces paroles ; il est humble comme un frère quêteur, loquace comme un avocat stagiaire, vantard comme un gascon, jovial comme un paillasse de carrefour, hableur comme un bateleur de foire.

Le pseudo-docteur est compassé, fat, vaniteux et se pose volontiers en matamore ; les fretins disent que c'est de la tenue ; ce n'est pas autre chose que de l'impertinence au pied plat.

On a dit que Basile était un excellent calomniateur ; que serait Basile aujourd'hui à côté du pseudo-docteur ? Nul ne trouve plus facilement que lui les mensonges, les inductions perfides, les bassesses, les calomnies, les allusions outrageantes et toutes les turpitudes dont il peut avoir besoin pour salir des hommes qu'il appelle ses adversaires, bien que ceux-ci tiennent à honneur de ne pas le connaître.

Toutes les commères du pays sont les commères du pseudo-docteur ; pleines d'affection pour sa personne et d'admiration pour son talent, elles chantent ses louanges sur tous les tons, depuis les cordes basses de la psalmodie jusqu'aux notes les plus aiguës de l'enthousiasme féminin, depuis les confidences faites à l'oreille jusqu'aux plus bruyantes exclamations. Jaunes et noires, vieilles et ridées, pleines de fiel et d'humeur hargneuse, elles flairent les malades comme les sorcières de Macbeth... puis elles se mettent en campagne, repoussent le médecin qu'une confiance méritée avait appelé près du patient, introduisent leur esculape, se chargent de l'exécution de ses ordonnances, et quand le malade n'est plus qu'un cadavre, elles remplissent un dernier devoir en faisant l'apologie du pseudo-docteur.

Le pseudo-docteur a encore une foule de compères, tels que charlatans de bas étage, courtiers d'industrie occulte, avocats de village, chicaneurs de profession et *tutti quanti*.

Avec ces auxiliaires et tous les moyens de conservation qu'il possède personnellement, le pseudo-docteur peut espérer de vivre jusqu'au moment où les chambres se préoccuperont enfin de la santé du peuple et de la morale publique.

CHAPITRE XII.

DE LA NÉCESSITÉ D'UNE RÉORGANISATION MÉDICALE.

Sur les faits que je viens de dérouler et sur mille autres encore se fonde la nécessité de réprimer avec énergie les manœuvres du charlatanisme ; sur un fait beaucoup plus grave, en ce qu'il a été jusqu'à présent sous la sauve-garde de la loi, se fonde la nécessité de réformer nos institutions médicales.

Avant d'aborder la discussion de ce fait, je ferai avec plaisir et sans arrière-pensée deux observations préliminaires :

1° Je n'ai pas la prétention de croire que je pourrai ajouter des idées nouvelles aux idées si judicieuses, si rationnelles, si éminemment pratiques qui se sont fait jour au sein de l'Académie royale de médecine, lorsque cette illustre assemblée a été appelée à délibérer sur un projet de réorganisation médicale, qui lui avait été soumis par le gouvernement en 1833. Je ne pense pas non plus que ma voix, si elle reste seule et isolée, puisse exercer quelque influence sur la solution des questions médicales qui sont à l'ordre du jour; mais je trouverai des échos dans ceux de mes confrères qui ont à cœur les progrès et la dignité de notre art; et nos efforts réunis auront pour résultat, sinon d'éclairer les chambres, du moins de déterminer le gouvernement à consommer enfin une réforme si impatiemment attendue, si évidemment nécessaire.

2° J'ai à parler d'une institution bâtarde qui n'a porté jusqu'à présent que des fruits amers.... J'apprécierai avec justice ceux qui, à l'aide de cette institution, se sont trouvés, à leur grand étonnement sans doute, faire partie du corps médical; comme hommes, ils ont droit à mon respect.

On sentira, je l'espère, l'opportunité de ces deux observations. Je repousse d'avance toute accusation qui tendrait à me faire regarder comme n'ayant cherché dans la présente discussion qu'un prétexte pour jeter des personnalités gratuites aux officiers de santé.

Il y a bien longtemps déjà que la nécessité se fait sentir d'une réforme médicale; la convention et l'empire nous ont laissé sur cette matière des lois et des ordonnances qui renferment des vues libérales, mais seulement ébauchées; et il en devait être ainsi, car notre code ne pouvait pas trouver place dans le creuset où s'élaborait la réforme politique, et moins encore sur les champs de bataille où l'on n'avait d'autre préoccupation que celle de la gloire et de l'indépendance de la patrie. La Restauration survint et travailla, dans des jours moins orageux, à rendre un peu de dignité à la profession du médecin, et quelques garanties à la santé publique contre les agressions du charlatanisme. Mais les efforts qu'elle fit pour arriver à ce double but furent paralysés par la tendance qui la portait à courber les professions libérales sous le joug du pouvoir exécutif. Aussi, son projet de réforme tomba devant l'indifférence des médecins, parce qu'elle voulait les soumettre à des conseils de discipline dont les préfets et les procureurs du roi auraient fait nécessairement partie.

Enfin, en 1830, nos espérances furent grandes quand nous vîmes arriver à la tête du gouvernement des hommes qui nous étaient honorablement connus par l'indépendance de leur caractère, par leur zèle pour le bien public, par le courage avec lequel ils étaient entrés jusqu'alors dans toute voie conduisant à un progrès. Nous crûmes que l'heure avait sonné pour nous, de l'affranchissement et de la réhabilitation. Espérances vaines et bientôt déçues! Il faut le dire, parce que la vérité, dans notre bouche, est moins un reproche qu'une prière : jamais gouvernement n'a montré moins de sollicitude pour les intérêts du corps médical et de la santé publique. Aujourd'hui, comme avant 1830, comme toujours, nous sommes débordés de toutes parts par une tourbe de gens qui, avec l'aide ou en dépit de la loi, se ruent dans le domaine de la médecine, ... véritable cohue de misérables trafiquants qui ont fait de notre temple un bazar de fripons et d'ignorants. Et pêle-mêle avec tout cela se cachent, presque honteux de leur diplôme, des hommes qui ont des titres incontestables à la confiance publique, soit par leurs lumières, soit par leur conduite honorable. En effet, et on leur rend cette justice, les docteurs-médecins de notre époque sont aussi soigneux de leur dignité que dévoués aux progrès de leur art; ils ont le louable amour-propre, comme hommes, de conserver intacte leur réputation de probité, comme praticiens, de se rendre dignes de la noble profession qu'ils exercent.

Que faire? protester par la voie des journaux, réclamer par la voie des pétitions, signaler les abus, en indiquer les remèdes, et tout cela au nom de l'humanité, au nom de la morale, au nom d'une science qui, quoi qu'en disent certains censeurs par tempérament et par état, a pris rang parmi les sciences exactes.

Quelques esprits étroits ne manqueront pas de dire que l'intérêt matériel est le seul mobile de nos protestations... Accusation absurde que nous n'essayerons pas de réfuter, parce qu'elle ne nous sera jamais portée par les hommes dont l'intelligence et le cœur comprennent que, dans notre art, ce que nous apprécions le plus, c'est sa dignité et non le lucre mesquin qu'il nous rapporte; que nous aimons la science pour la science elle-même, et que nous sommes humiliés lorsque nous voyons l'ignorance en revêtir la livrée. On dira que nous sommes jaloux!... Oui, nous sommes jaloux de défendre notre profession contre un contact qui la dégrade et l'avilit; nous sommes jaloux d'élever une barrière entre nous et le charlatanisme.

Et quand le reproche que vous nous faites aurait quelque fondement, serions-nous donc si coupables de réclamer les faibles bénéfices que nous promettait un diplôme acheté au prix de veilles longues et laborieuses, et de sacrifices pécuniaires considérables ? Que dirait un notaire si des pseudo-tabellions venaient établir autour de son étude une enceinte de boutiques pour y recevoir, sans aucune expérience des affaires, les actes des familles? Que dirait un avocat si les Bartholes de village allaient gribouiller des consultations dans l'antichambre de son cabinet, hurler le patois et torturer le code dans le sanctuaire de la justice?

Et puis, au fond de tout cela, il y a une question dont l'importance frappe tous les hommes qui ne regardent pas la probité comme un vain mot et la santé de leurs concitoyens comme une chose indifférente et sans valeur. Quand l'industrialisme médical dresse ses tréteaux sur les places publiques avec la *permission des autorités*; quand les magistrats chargés de l'exécution des lois accordent un brevet d'impunité, je dirai presque un diplôme de maître en chirurgie aux rhabilleurs dont l'habileté consiste à réduire des fractures qui n'existaient pas, à relever des côtes qui n'étaient pas enfoncées, à rattacher des *crochets d'estomac* que l'anatomie n'a jamais découverts, à vendre de la *graisse de chrétien*... et le tout moyennant salaire et au prix de douleurs atroces et de graves dangers; quand, de toutes parts, dans les villes et dans les campagnes, des malheureux, pauvres et souffrants, tombent dans les piéges que leur tend le charlatanisme pour n'en sortir que dupes et victimes, ... l'homme de de bien, de conscience ferme, proteste avec énergie contre un état de choses où la santé publique est foulée aux pieds, où les médicastres jouissent d'une odieuse impunité, où les médecins sont frappés de déconsidération par une injuste solidarité.

Dans toute réforme, il y a deux choses à faire: détruire et régénérer, détruire les abus et régénérer les institutions. Je n'ai pas à donner à mes lecteurs un plan de réorganisation médicale, attendu que cette tâche n'aurait pour eux ni intérêt ni utilité. Je me borne à raconter des faits.

A côté de ceux que j'ai cités à l'appui de mon opinion sur la nécessité d'une réforme, vient se placer naturellement l'institution des officiers de santé.

Peut-on et doit-on supprimer l'ordre des officiers de santé?

On le peut, parce que cet ordre est une superfétation inutile; on le doit parce que les officiers de santé ne présentent pas, sous le rapport de la capacité, toutes les garanties que l'on est en droit de demander à ceux qui se vouent à l'art de guérir.

Et d'abord, pour prouver l'inutilité d'une institution depuis longtemps condamnée par l'opinion publique, il me suffira de rappeler les circonstances qui ont amené sa création. Depuis 1789 jusqu'en 1815, une longue et sanglante collision s'engage entre la France et les puissances continentales; l'industrie languit, l'agriculture n'a plus de bras, et les écoles où l'on allait se former aux professions libérales deviennent désertes. Une seule carrière s'ouvre à la jeunesse, la carrière militaire. Dès lors, le nombre des médecins devient insuffisant pour le service des armées et pour les besoins des femmes et des vieillards qui gardent les foyers domestiques. Dans cette conjoncture, le gouvernement créa les officiers de santé, comme il avait décrété les assignats, quelques années auparavant, par suite de la disette des espèces métalliques.

Telle est l'origine des officiers de santé. Je ne dirai pas, comme d'autres l'ont avancé, qu'ils descendent en ligne directe des chirurgiens-barbiers que le mépris public avait tués en France vers le milieu du siècle dernier. J'aime mieux croire que les successeurs de ces êtres amphibies ne se rencontrent plus que dans une ville étrangère, voisine de notre département, où l'art reste stationnaire depuis cinquante ans, où le système de Brown et les doctrines humorales sont en grande faveur, où les apothicaires font la réputation des médecins et les médecins la fortune des apothicaires, où la médiocrité prétentieuse se gonfle dans les brouillards d'un pathos inintelligible, où les médecins aux urines jouissent d'une confiance aveugle et illimitée....

Je reviens à mon sujet :

Les circonstances dont j'ai parlé sont déjà bien loin de nous, et l'on ne peut prévoir, même dans un lointain avenir, des conflagrations générales comme celle qui avait entraîné sous les drapeaux tant de jeunes gens qui se destinaient aux sciences médicales.

Reste à savoir si le nombre des docteurs sera suffisant pour le service médical dans les villes et surtout dans les campagnes ; à cet égard, on peut être sans inquiétude ; le service ne manquera jamais, 1° parce qu'en vertu des droits acquis les officiers de santé actuels continueront à exercer ; 2° parce que ceux d'entre eux qui ont une instruction supérieure pourront arriver au doctorat; 3° parce que, la carrière médicale une fois désobstruée, les jeunes gens vraiment instruits y arriveront en plus grand nombre, certains d'y rencontrer la considération à laquelle ils ont le droit de prétendre.

Quant à l'incapacité des officiers de santé, j'ai peu de chose à en dire, si ce n'est qu'elle est de notoriété publique. Sauf quelques-uns qui possèdent, je me plais à leur rendre cette justice, les vertus et les qualités qui conviennent au ministère dont ils sont revêtus, ils sont généralement indignes, sous tous les rapports, de porter le titre de médecins.

Je terminerai par le passage suivant, extrait du rapport lu par M. Double à l'Académie royale de médecine en 1833 :

« Des études préliminaires, longues et solides, un diplôme conquis dans la faculté des lettres, et même récemment encore un autre diplôme exigé dans la faculté des sciences, quatre années d'inscriptions prises dans une faculté, cinq examens couronnés par une thèse inaugurale, telles sont les obligations que doivent remplir actuellement les docteurs en médecine ou en chirurgie.

« Des études préliminaires, nulles ou insignifiantes, trois années d'études près d'une faculté ou dans une école secondaire, qu'on peut remplacer par six années de présence dans un hôpital ou d'études près d'un docteur, trois examens, le plus souvent dérisoires, voilà ce qu'on exige des officiers de santé. »

M. Double ajoute dans le même rapport :

« Le nombre des docteurs ira en augmentant dans les campagnes, quand ils n'auront plus à craindre d'être confondus avec les officiers de santé ; quand chacun d'eux, rempli de la dignité de sa profession, ne verra plus s'élever près de lui une ignoble concurrence, et donner la science au rabais. Il faut bien l'avouer, la plupart des officiers de santé n'ayant pas, pour se diriger, les souvenirs d'une bonne éducation première, ne suivent pas toujours dans leur conduite privée les voies les plus honorables. De là, pour les docteurs, une répugnance justement fondée à se mêler à de tels hommes. Faites cesser cette cause d'éloignement, et soyez sûrs que les campagnes ne resteront pas longtemps sans médecins. »

Pour nous résumer, nous demandons, dans l'intérêt de la morale, dans l'intérêt de l'humanité, dans l'intérêt de la science :

1° La répression des abus qui se sont glissés dans la pratique de la médecine.

2° La suppression de l'ordre des officiers de santé.

CHAPITRE COMPLÉMENTAIRE.

Ceux de mes lecteurs qui ne seraient pas très-familiers avec l'idiome médical, me sauront gré de leur donner ici la signification de quelques expressions techniques que j'ai été obligé d'employer dans la rédaction de cet ouvrage. Ils trouveront à cela un double avantage : celui de connaître la valeur des mots les plus usités de notre art, et celui d'éclaircir les passages de ce livre qui leur auraient paru obscurs, sans avoir eu à subir l'ennui des périphrases, des circonlocutions, c'est-à-dire de la diffusion du style.

Peut-être même trouverai-je le moyen de glisser, dans les quelques pages qui vont suivre, des préceptes pratiques qui serviront de complément à ceux que j'ai déjà exposés.

Page 13, ligne 10, Pneumonie.

Nom que donnent la plupart des auteurs à l'inflammation de la substance des poumons. Cette maladie est connue des personnes étrangères à l'art médical sous la dénomination de *fluxion de poitrine*. L'inflammation des poumons est presque toujours accompagnée de celle de leur enveloppe membraneuse qu'on appelle *plèvre*; quelques auteurs ont proposé, par ce motif, de désigner cette double affection sous le nom de *pleuro-pneumonie*.

Page 13, ligne 12, Gastro-entérite.

Inflammation simultanée ou successive de l'estomac et des intestins. C'est, de toutes les maladies, la plus fréquente, celle dont l'existence a été le plus souvent méconnue, une de celles contre lesquelles la médecine possède le plus de ressources curatives, celle enfin qui réclame le plus impérieusement l'observation rigoureuse des préceptes hygiéniques. « On préviendra le développement des inflammations gastro-intestinales, chez les nouveau-nés, par le choix d'une bonne nourrice, par un allaitement artificiel bien dirigé, en ne hâtant point l'époque du sevrage, et en prémunissant les mères contre les *funestes effets des purgatifs, des vomitifs et des vermifuges*. Cette maladie deviendra plus rare chez les vieillards, lorsqu'ils renonceront aux élixirs de longue vie, aux teintures, aux pilules stomachiques et aux purgatifs de précaution. » RAYER, *Dictionnaire de Médecine.*

Page 14, ligne 2, ÉCONOMIE.

Ce mot, dont on connaît la signification ordinaire, a été transporté dans le langage médical, pour désigner l'ordre et la disposition organique du corps de l'homme et des animaux. C'est dans ce sens qu'on dit : l'économie animale, l'économie humaine.

Page 14, ligne 17, MALADIES ATONIQUES.

On donne ce nom aux maladies qu'on suppose produites ou entretenues par un manque d'énergie dans les propriétés vitales. Ces maladies sont infiniment moins communes que celles qui reconnaissent pour cause un surcroît d'énergie dans ces mêmes facultés.

Page 19, ligne 20, AGENT MORBIFIQUE.

Qui produit, qui apporte la maladie.

Page 20, ligne 12, SABURRES.

Ce mot a été employé pour désigner les matières mal élaborées, les liquides altérés contenus dans l'estomac et les intestins.

Page 24, ligne 1, Paroxisme, synonyme d'Exacerbation, de Redoublement.

Ce mot exprime l'augmentation périodique ou irrégulière qui survient dans les symptômes d'une affection fébrile continue.

Page 24, ligne 13, Spleen.

Mot anglais qui signifie *rate;* il est employé pour désigner l'hypocondrie si commune en Angleterre, et que l'on attribuait à l'influence de la rate ou d'une humeur noire dont cet organe était la source prétendue.

Page 24, ligne 14, Nostalgie.

Mot par lequel on désigne le chagrin, la tristesse, le désespoir même, causés par l'absence du pays natal et le vif désir d'y retourner.

Page 24, ligne 14, Mélancolie,

Dans le langage ordinaire, signifie état habituel de tristesse, sans dérangement de la raison. Les médecins ont désigné sous le même nom cette variété de l'aliénation mentale caractérisée par une idée fixe, et que M. Esquirol a appelée plus justement *monomanie.*

Page 32, ligne 20, Adynamie.

Affaiblissement considérable des forces vitales, mais plus particulièrement de la contractilité des muscles.

Page 35, ligne 10, CATARRHE.

Aux yeux des gens de la campagne, *catarrhe* est à peu près synonyme de *phthisie;* c'est là une erreur. On a compris sous ce nom une série d'affections propres aux membranes muqueuses, et dont le principal phénomène est l'écoulement au dehors d'une certaine quantité du liquide qu'elles exhalent. La plus commune de toutes les affections est le *catarrhe bronchique* (rhume), qui se termine quelquefois par la phthisie; mais cette funeste terminaison est presque toujours la suite des imprudences que font les malades, et surtout de la mauvaise habitude qu'ils ont de s'exposer au froid et à l'humidité, quelque intense que soit leur rhume.

Page 39, ligne 14, ÉPILEPSIE.

Maladie intermittente du cerveau, principalement caractérisée par des attaques convulsives, en général de courte durée, avec perte subite et complète de connaissance, distorsion de la bouche et des yeux, immobilité des pupilles, écume à la bouche. Dénominations vulgaires : *mal caduc, mal St.-Jean.*

Page 39, ligne 15, SOMNAMBULISME,

Consiste à faire pendant le sommeil un grand

nombre d'actes que l'on ne fait ordinairement que pendant la veille. De tout temps, l'imagination de quelques écrivains s'est plue à chercher dans le merveilleux et hors des lois connues de la nature une cause et une explication à ces actes; les *extatiques*, les *trembleurs des Cévennes*, les *magnétiseurs*, les *industriels en catalepsie*, etc., nous ont donné là-dessus des romans psychologiques qu'on peut lire avec intérêt, mais auxquels il ne faut pas donner toute confiance.

« Le somnambulisme est-il une maladie, ou simplement un état physiologique? La question est difficile à résoudre, et sans nous appuyer sur des raisons trop longues à déduire, nous dirons que nous le regardons plutôt comme un état maladif. » Rostan.

Le même auteur dit que le somnambulisme paraît reconnaître pour cause les chagrins, les passions violentes, les affections tendres et profondes, l'excès des travaux intellectuels, un exercice immodéré, l'abus des liqueurs fortes, un repas trop copieux, des aliments indigestes pris surtout le soir, etc.

Le somnambulisme, les visions nocturnes, les hallucinations et toutes les déceptions fantastiques de ce genre proviennent toujours du délire de l'imagination, soit que ce délire ait été occasionné par des *affections morales vives*, soit qu'il reconnaisse pour cause une *altération profonde de certains organes*.

Voici un fait qui prouve qu'une émotion forte peut égarer l'imagination au point de produire des accès de somnambulisme :

« Un homme appartenant à l'équipage d'un bâtiment anglais fut assassiné par un Portugais, et le bruit se répandit que l'esprit du mort hantait le vaisseau. Le capitaine se convainquit bientôt que, quoique tous les matelots prétendissent avoir vu des lumières et entendu des bruits étranges, tout reposait néanmoins sur l'assertion d'un matelot Irlandais, homme franc et honnête, qu'il n'avait nulle raison de croire capable de vouloir le tromper sciemment. Ce matelot affirma, avec les protestations les plus fortes, que l'esprit du mort lui apparaissait chaque nuit, l'enlevait de sa place et lui *arrachait la vie par lambeaux*. Il fit cette déposition avec un sentiment d'horreur qui attestait la réalité de son tourment et de ses appréhensions. Le capitaine, n'ayant rien à objecter pour le moment, résolut en lui-même d'épier les mouvements du visionnaire. A l'instant où la cloche du vaisseau sonna minuit, le dormeur se leva avec une figure pâle et troublée, alluma sa chandelle et s'avança vers la galerie ou la cuisine du bâtiment. Il s'assit, les yeux ouverts et fixés avec horreur sur une chaise placée devant lui et dont il semblait ne pas pouvoir les détourner. Après un court espace de temps, il se leva, prit un bidon, le remplit d'eau, grommelant pendant tout le temps, mit du sel dans l'eau et la répandit autour de lui; finalement, il poussa un profond soupir, comme quelqu'un soulagé d'un pesant fardeau, et retournant dans son hamac, il s'endormit profondément. Le lendemain matin, il raconta l'histoire de l'apparition, en ajoutant la circonstance que l'esprit l'avait conduit à la galerie; mais que, par bonheur, étant parvenu, sans savoir comment, à se procurer un peu d'eau bénite, il l'avait jetée à son incommode visiteur. Il fut alors mis au fait de tous les événements de la nuit, avec les détails qui pouvaient lui prouver qu'il avait été le jouet de son imagination. Il se rendit aux raisonnements de son commandant, et le rêve, ainsi qu'il arrive en pareil cas, ne revint plus, lorsque la méprise eut été découverte. »

Nous avons dit que les visions nocturnes reconnaissaient souvent pour cause une *altération profonde de certains organes*. La source la plus fréquente de cette altération est dans les habitudes d'intempérance de ceux qui, par une suite d'excès de boissons, contractent ce que le peuple nomme l'*humeur noire*, effet d'une désorganisation mentale qui a lieu principalement chez ceux qui passent leur vie dans les sociétés dont le boire immodéré est le vice familier. Les joyeuses illusions, que dans les commencements enfante l'ivresse, s'évanouissent avec le temps, et dégénèrent en impressions d'effroi et en scènes qui troublent la tranquillité du malheureux débauché. Les plus insupportables terreurs deviennent les compagnes de sa solitude, et quelquefois même l'assiégent dans la société. En voici un exemple :

« Un jeune homme riche, qui avait mené une vie de nature à compromettre également sa santé et sa fortune, se vit obligé de consulter un médecin sur les moyens de recouvrer au moins la première. Une des choses dont il se plaignait le plus était la fréquente présence d'une suite de fantômes que l'on eût pris pour des personnages habillés de vert, exécutant dans sa chambre une danse singulière dont il était forcé de supporter la vue, quoique bien convaincu, à son grand déplaisir, que tous ces fantômes n'existaient que dans son cerveau. Le médecin lui dit d'abord qu'il avait trop longtemps et trop vivement partagé les habitudes de la ville pour n'avoir pas besoin de les changer contre un genre de vie plus simple et plus salutaire. Il lui prescrivit donc un régime ; mais il lui recommanda instamment de se retirer à la campagne et d'y *observer une diète calmante ;* de se lever de bonne heure, en faisant un exercice modéré, et évitant, par le même principe, une trop grande fatigue : il l'assura qu'à l'aide de ce système il pourrait dire adieu à tous les esprits noirs, blancs, bleus, verts et gris, et à leurs illusions. Le malade suivit le conseil et se rétablit. Un mois après, le médecin en reçut une lettre de remercîments qui lui faisait connaître le succès de son régime. » *(Démonologie.)*

Les faits analogues à celui que nous venons de citer sont très-nombreux ; ils proviennent tout à la fois d'une affection chronique inflammatoire des centres nerveux de l'estomac et des visions fantastiques habituelles à ceux qui s'enivrent souvent.

Page 39, ligne 15, Névralgie.

Nom donné par les médecins à une douleur, ordinairement très-vive, fixée sur le trajet d'un nerf, et qui se manifeste par accès irréguliers ou périodiques.

Page 44, ligne 21, SUEURS COLLIQUATIVES.

On appelle ainsi les sueurs qui se répètent toutes les nuits et qui sont accompagnées de l'affaiblissement ou, pour mieux dire, de la fonte rapide des malades.

Page 45, ligne 15, AGENTS THÉRAPEUTIQUES.

Tous les moyens physiques et moraux qui peuvent imprimer aux fonctions de nos organes quelque modification utile pour combattre la maladie.

Page 76, ligne 22, CONGESTION.

Ce mot exprime l'afflux et l'accumulation d'un liquide, du sang en particulier, dans un organe. i la congestion se renouvelle souvent et à de rares ntervalles, l'organe sur lequel elle se fait devient un *centre de fluxion* et bientôt un *foyer d'inflammation*.

Page 120, ligne 3, SINAPISME.

Cataplasme préparé avec la graine de moutarde en poudre. Pour préparer le sinapisme, on humecte la poudre de moutarde avec du vinaigre chaud, jusqu'à ce qu'elle soit d'une consistance molle; on l'étend ensuite sur un linge épais et serré, qu'on a soin de replier sur les bords, et on l'applique à nu sur la partie de la peau sur laquelle on veut agir. Lorsqu'on veut obtenir une action énergique et prompte, on ajoute fréquemment au sinapisme des gousses d'ail pilées et du sel marin en poudre. Si, au contraire, on veut produire un effet plus lent et plus léger, on mitige la farine de moutarde avec celle de froment, de graines de lin, ou avec de la mie de pain, dans la proportion d'un quart, d'une moitié, ou des trois quarts, suivant le but qu'on se propose; on peut aussi se servir d'eau chaude au lieu de vinaigre. Qu'on emploie les sinapismes purs ou mitigés, il faut toujours avoir l'attention de les recouvrir de linges chauds, afin de conserver la chaleur et d'éviter le refroidissement que produisent facilement les corps humides.

Page 121, ligne 11, Hémorrhagie.

Tout écoulement du sang hors des vaisseaux destinés à le contenir est une hémorrhagie, quelles que soient d'ailleurs les causes de ce phénomène et le lieu où il s'opère, qu'il s'écoule au dehors ou qu'il s'épanche dans quelque partie intérieure du corps.

Page 123, ligne 8, Insolation.

Action des rayons du soleil sur les tissus vivants.

Page 127, ligne 10, Prostration.

Sous ce nom, on a désigné l'abattement profond qui s'observe dans le cours de certaines maladies, et qui est caractérisé par l'anéantissement presque absolu des mouvements musculaires.

Page 127, ligne 14, PALETTE.

La capacité de la palette est de trois à quatre onces.

Page 169, ligne 17, ÉPIDERME.

Partie la plus superficielle de la peau.

Page 211, ligne 4, ART CABALISTIQUE, ou science de la magie.

On distinguait, au moyen-âge, trois espèces de magie : la *magie noire* était acquise à ceux qui faisaient un pacte avec Satan ; la *magie blanche* entraînait seulement l'idée d'un pacte avec les fées ; la *magie naturelle* était le partage de ceux qui étaient censés exercer un empire occulte et mystérieux sur les diverses propriétés, peu connues alors, de la matière.

Au siècle où nous vivons, les idées magiques ont conservé quelque crédit, principalement sur nos montagnes où elles trouvent un aliment dans l'aspect sauvage des sites, dans l'isolement des habitants et dans l'habitude traditionnelle qu'ils ont de rapporter à des causes occultes la plupart des phénomènes de la nature.

Page 228, ligne 8, DÉJECTIONS ALVINES.

Excrétion des matières fécales.

Page 236, ligne 15, HALLUCINATIONS.

Mot par lequel on désigne certaines illusions des sens et de l'imagination. Ainsi des aliénés et des malades en délire croient voir des objets, entendre des voix, sentir des odeurs et des saveurs, avoir un entretien avec des êtres présents, lorsqu'il n'existe autour d'eux rien de ce qui frappe leur esprit.

Page 243, ligne 8, HORRIPILATION.

Sensation générale de froid.

Page 249, ligne 21, ASSIMILATION.

Action d'assimiler ou de rendre semblable. On nomme ainsi le résultat définitif des diverses élaborations imprimées par les corps vivants aux substances étrangères dont ils se nourrissent, jusqu'à ce que ces mêmes substances, devenues semblables à eux-mêmes, leur soient immédiatement appliquées pour en faire partie.

Page 253, ligne 9, PATHOLOGIE.

Partie principale de la science médicale, comprenant toutes les connaissances qui se rattachent d'une manière directe à l'histoire des maladies.

FIN.

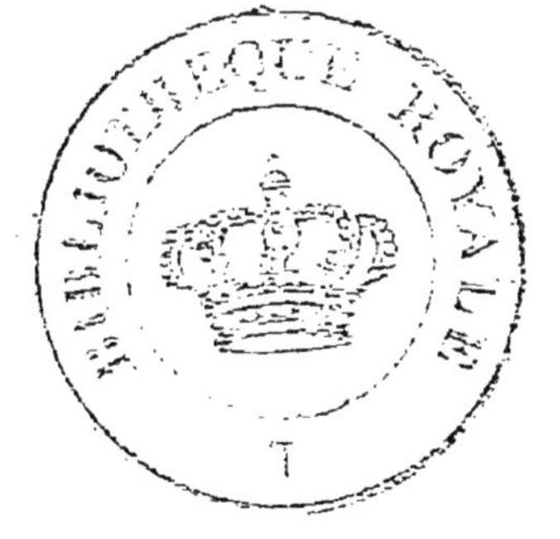

TABLE DES MATIÈRES.

SECONDE PARTIE.

www.ingramcontent.com/pod-product-compliance
Ingram Content Group UK Ltd.
Pitfield, Milton Keynes, MK11 3LW, UK
UKHW012159240726
13966UKWH00002B/438